《黄帝内经》

养命先养肾

有声版

杨秀岩 主编

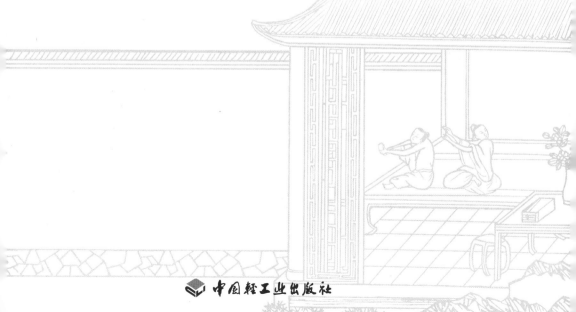

中国轻工业出版社

传统需要珍视，经典需要回归。我国古代医学养生圣典——《黄帝内经》，探索了人体生命和宇宙的规律，总结了古代医学经验、智慧以及"不治已病治未病，不治已乱治未乱"的认知方法，蕴含福寿康泰之法，以及"生命在于内求"的养生智慧。

《黄帝内经》里最重要的一点，即养生延命，休养身心。要实现这一点，首先要学会养护脏腑，保证脏腑强健、有活力。脏腑之中，肾为人安身立命之本，故养肾、护肾，便成为养生中的重中之重。

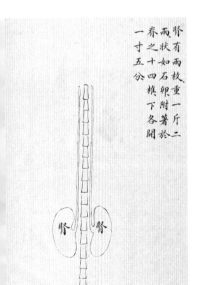

一寸五分。春之十四椎下，各开二状，如石卵附著於脊兩之狀，重一斤二

这里的肾指的不是西医里看得见的肾脏。西医中的肾只不过是个泌尿器官。本书中的肾，是人体的五个功能子系统之一，它既有解剖学上的生理功能，又有非解剖学上的功能作用。肾贮藏着五脏六腑化生出来的精和繁衍后代的精气，决定着人的生老病衰亡的全过程；主管着生殖功能和全身水液代谢及大、小便的排泄；还主管着脑、髓、骨骼及牙齿的发育、生长，决定着人的精力及身体状态。

中国人喜欢补肾。补肾补的是什么，补的就是肾精、肾气。《黄帝内经》认为，肾气如同人体的"生命之气"。肾气影响着生命的生长盛衰。肾气盛则寿命长，肾气虚则寿命短。人的生命过程也随着肾功能的由强变弱而由盛而衰。因此，养生的根本在于养肾。

《黄帝内经》就是一部蕴含着养肾智慧的经典。无论从阴阳平衡、天人合一、整体观，还是从辨证论治、精气神、体质养生、生命节律等角度来看，都蕴含了养肾的智慧。

《黄帝内经》中养肾的方法有很多，本书从中提炼了千百年流传下来的养肾精华，制定科学的养肾方案，缓解因肾脏疾病所致的不适症状，从根本上呵护健康。无论你是男人、女人，还是年轻人、老年人，都可以从书中找到适合自己且安全、科学的养肾方法。

杨绍岩

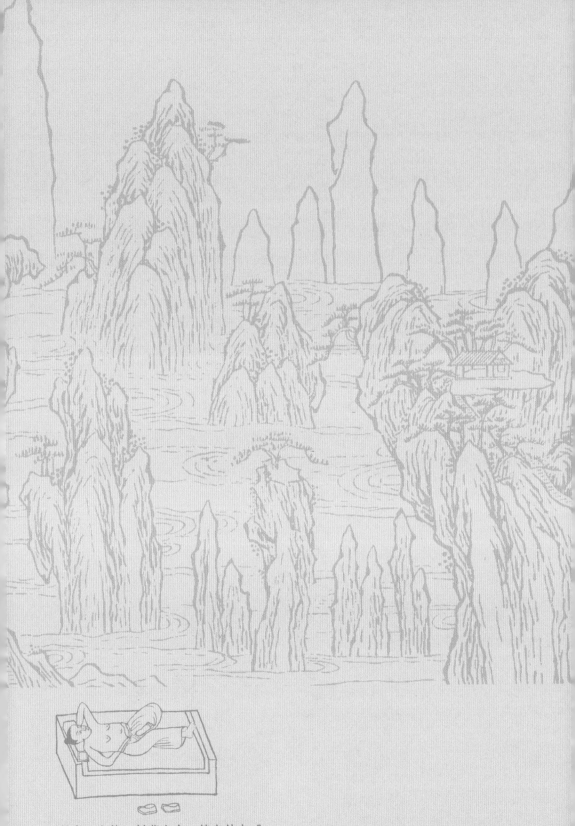

"肾者，主蛰，封藏之本，精之处也。"

扫码收听
本书附赠音频课

目录

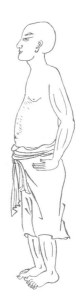

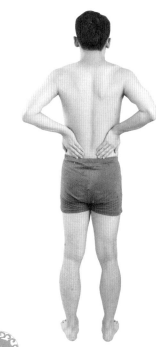

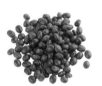

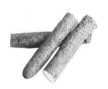

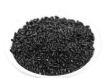

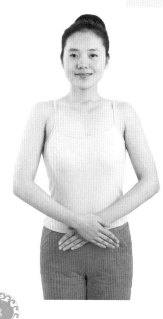

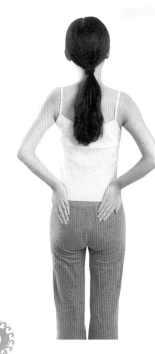

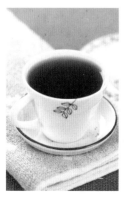
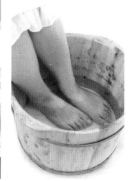
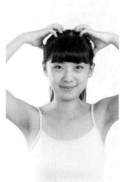
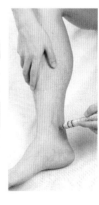

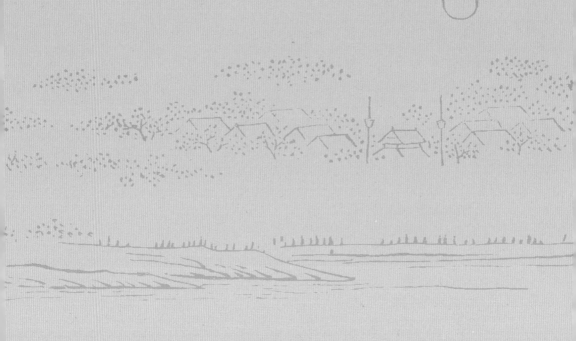

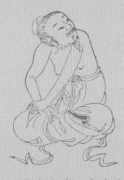

扫码收听
本章附赠音频课

"北方生寒，寒生水，水生咸，咸生肾，
肾生骨髓，髓生肝，肾主耳。"

养肾存大道，
每个人都要读读《黄帝内经》

《黄帝内经》是一本智慧之书、知识之书，我们从中既能领略中华传统文化的智慧，又能学到切实好用的养肾方法：如何改掉导致身体衰弱的坏习惯，如何养成符合自然规律的好习惯，如何使用人体自带的灵丹妙药，如何跟随四季养肾……它值得每个人反复阅读、仔细揣摩。

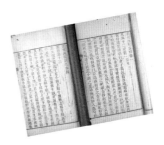

《黄帝内经》中的养生观：不治已病治未病

"是故圣人不治已病，治未病，不治已乱，治未乱，此之谓也。夫病已成而后药之，乱已成而后治之，譬犹渴而穿井，斗而铸锥，不亦晚乎。"

——《黄帝内经·素问·四气调神大论》

"上工，刺其未生者也。其次，刺其未盛者也。其次，刺其已衰者也……上工治未病，不治已病。"

——《黄帝内经·灵枢·逆顺》

"不治已病治未病"，是《黄帝内经》的基本理念，说明了防治疾病的基本原则是防重于治。

"治未病"是养生保健的第一原则

"上工治未病，中工治欲病，下工治已病"，这是古代医者的三种境界，其中治未病的"上工"最厉害、最高明。"治未病"对医生的治疗经验和水平提出了高要求。要想成为一名高明的医生，就要善于帮患者预防疾病，防患于未然。

上工：最好的医生

"未病之病"，主要是防患于未然。

治未病：善于引导人们按照大自然的规律去养生、保健，防患于未然。

中工：次等的医生

"将病之病"，就是现在虽然未发，但会在将来某时必发的疾病。

治欲病：善于调理亚健康，将人们从亚健康状态调整到健康状态。

下工：三等的医生

"已病之病"，就是已经形成的疾病。

治已病：等到疾病形成后才发现疾病并去治疗。

具体来说，"治未病"包含四方面内容：

未病养生、防病于先	欲病施治、防微杜渐	已病早治、防止传变	瘥后调摄、防其复发
在未患病之前先预防，以避免疾病的发生。这是医学的最高目标，也是所有医生应该追求的最高境界。	在疾病没有出现明显症状之前即采取措施，在刚发病时便着手治病，从而避免机体的失衡状态加重。	疾病已经形成，应早诊断，早治疗，避免疾病由浅入深，或深入脏腑。	疾病初愈，正气尚虚而邪气未尽之时，机体功能尚未彻底恢复，此时宜注意调摄，加强调养，以防止疾病复发。

有鉴于此，"治未病"成为医者治病的重要目标。从养生的角度来说，也是同样的道理：在有病时用最不伤身的方法治病，没病防病或者在病未形成之前从预防入手，用这种观念指导我们的养生从而达到健康、长寿的目的。

《黄帝内经》论养生：养生有则，养生有方，养生先养肾

古语有云，"人之所欲生甚矣，人之所恶死甚矣"，意即人类最大的欲望是生存，最害怕的事情是死亡。正是源于这一认识，探寻长寿之道可以说是所有人都关心的话题，正如《黄帝内经·素问·宝命全形论》所言："君王众庶，尽欲全形。"对于国人来说，说到养生长寿之道，首先想到的便是《黄帝内经》，因为这本古籍中蕴含着丰富的养生知识，它对于人的生命规律与人类寿命的上限有着极为深刻的解析。

《黄帝内经》认为，只要会养生，人人可以活到天年。《黄帝内经》提出的养生原则和方法，为人们养生提供了理论依据和方法指导。

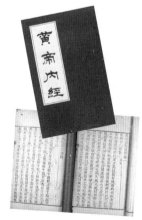

养生原则

天人相应，协调阴阳

天人相应

《黄帝内经》认为，人依靠天地之气而生，顺应四时变化规律而生活。人只有顺应自然变化的规律，才能健康地生长发育。养生也是如此，一定要与天时相适应，维持人与自然的统一。

协调阴阳

一是协调人与自然的阴阳变化：养生要与自然界的阴阳变化相一致，《黄帝内经·素问·四气调神大论》中就说"春夏养阳，秋冬养阴"。

二是要调和人体内部阴阳：不管是饮食起居，还是情志精神，都应设法使其达到动态的平衡，这样才能达到养生保健的目的。

形神共养，养神为先

形神共养

形指形体，即身体外表以及脏腑经络、五官七窍、皮肉筋骨、精血津液等组织器官与物质；神指人的精神情志、意识思维。《黄帝内经》认为，人的形与神紧密相连，密不可分。形体是精神的物质基础，"形体不散，精神不散"；而精神则是形体之主，是一切生命活动的主宰，两者相辅相成，不可分离。因此，养生应形神共养。

养神为先

相对于形体，《黄帝内经》更重视"神"，因为"神"主宰着人体的生命活动，因此养生应以"养神为先"。《黄帝内经·素问·宝命全形论》中就把"治神"放到了首位。养神的办法有很多，可以稳定情绪、保持平常心、淡泊名利等，当然也可以通过静坐、修禅、绘画、书法等方式来入静养神。

正气为本，
避邪防病

正气为本

《黄帝内经》认为，疾病的发生与发展变化的根源在于人体正气不足，抗病能力弱，导致外邪入侵而生病；反之，人体正气充足，则抗病能力就强，即使有外邪侵犯也不会引发疾病。此外，疾病的发展变化也与正气相关，若正气不衰，就能控制疾病的转变，并在其他因素的配合下，驱除外邪。

鉴于此，《黄帝内经》认为预防疾病和延缓衰老的关键，在于养护人体的正气。正气的养护，就是要保障人体的精、气、血、津液的功能正常。从某种意义上说，"正气"其实就是人体的生命力和抵御疾病以及自我修复的能力，其盛、衰、存、亡不仅关系到疾病的发生，也关系到人体生老病死的整个进程。

避邪防病

《黄帝内经》指出，养生除了要以"正气为本"外，还要避免虚邪贼风的侵袭。所谓邪气，泛指一切能伤害人体、导致疾病发生的自然界致病之气，例如风、寒、暑、湿等。《黄帝内经》认为，人们一定要对邪气"避之有时"，尤其对具有传染性的疠疫毒气，更要远离趋避，以避免染病伤身。

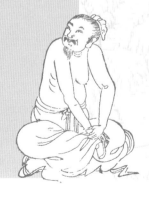

养生方法

四时养生

　　"四时养生"强调养生应该顺应四时阴阳消长变化，遵从自然界的生、长、收、藏的规律。其中，《黄帝内经·素问·四气调神大论》提出的"春夏养阳，秋冬养阴"的养生法则是"四时养生"的重点。

　　春夏时节自然界阳气旺盛，人体内阳气亦盛于外而虚于内，因此，应该顺应自然界阳气旺盛的特点来调养人体正气，避免因暑热阳邪而耗伤阴液，同时也不可寒凉太过，否则会导致阳气耗损而出现腹泻等病症。秋冬时节自然界阴气旺盛，容易伤阳，此时，人体阳气闭藏于内而相对虚弱，阴气盛，这时应顺应自然界阴盛阳衰的特点，避免耗伤阳气，奠定身体来年春天阳气生发的基础。

　　总而言之，不管是生活起居，还是精神情绪，都应该随着四时的变换而变化，与自然界生、长、收、藏的自然规律相适应。

情志养生

　　情志，是指喜、怒、忧、思、悲、惊、恐这七种情绪。《黄帝内经》所论述的内容十分关注情志与健康之间的关系，认为健康的情志有助于五脏六腑功能的协调，而过度的情绪刺激则可以致人于病，正所谓"志意和，则精神专直，魂魄不散，悔怒不起，五脏不受邪矣"。鉴于此，情志养生又被称为"摄神""养神""调神"，是保养身心、延年益寿的重要方法。

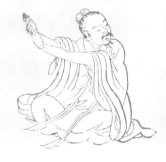

饮食养生

食物是人类赖以生存的能量源泉，饮食五味所化生的精微之气也是人体精、气、神的物质基础。《黄帝内经·素问·六节脏象论》记载："五味入口，藏于肠胃，味有所藏，以养五气，气和而生，津液相成，神乃自生"。可见饮食关系着人的生死存亡，合理饮食才能满足机体的营养需求，从而保证五脏功能的正常，气血的充盈，最终确保身体的健康无恙。

起居养生

起居，主要指作息，也包括平常对各种生活细节的安排；有常，是指有一定的规律。起居有常就是指生活起居要有规律。《黄帝内经·素问·上古天真论》强调如果能做到"起居有常"，就可以"尽终其天年"；反之，如"起居无节"，则致"半百而衰"。

房中养生

房中养生相当于我们现在常说的"性保健"。《黄帝内经》对于房事的观点非常明确，既反对禁欲，也反对纵欲，认为只要有所节制就好。性的需求是人体生长发育到一定阶段必然会产生的欲望，是具有生理基础的一种本能。虽然性欲是人正常的需求，但是如果不加节制，纵欲过度，则极易损伤肾精，引起人体正气不足，导致早衰或疾病。

遵循《黄帝内经》的养生原则，运用《黄帝内经》提出的养生方法，就可以达到养生保健的目的。但是，做任何事都有个重点，养生也是如此。那么，养生的重点是什么呢？很简单，养生的重点就是养肾，因为肾为先天之本，肾精的充足与否，决定了人能否长寿。毫不夸张地说，养生先养肾。想要健康活到天年，就要学会保养作为先天之本的肾。

从《黄帝内经》看肾与生命的关系

"肾者，人之本也。"

————《黄帝内经·素问·六节脏象论》

"两神相搏，合而成形，常先身生，是谓精。"

————《黄帝内经·灵枢·决气》

　　《黄帝内经》告诉我们，肾是生命之源。人的整个生命过程与肾有着息息相关的联系。肾既是人体的脏器，又是人体生理活动的动力所在，它与其他脏器及骨、髓、耳等器官的功能也有着非常密切的联系。

人之初生，始于肾精

　　肾位于人体腰部，脊柱两旁各有一个，所以古人说"腰者，肾之府也"。肾如同万物生长之源般的"种子库"，孕育着人类的生长之机。换句话说，无论是人类的生殖繁衍，还是人体的生、长、壮、老、死的生命活动规律，都与肾有着千丝万缕的联系。

　　在中医理论中，肾被称为"先天之本"，主要功能之一是封藏人体的"先天之精"与"后天之精"，其中，先天之精得自父母，是胚胎发育的原始物质。《黄帝内经·灵枢·决气》里说"两神相搏，合而成形，常先身生，是谓精。"这里所讲的精，即指肾藏的先天之精。人的生命之所以被孕育，正是父母先天之精媾和的结果。所以，肾在人的孕育过程中起着至关重要的作用。

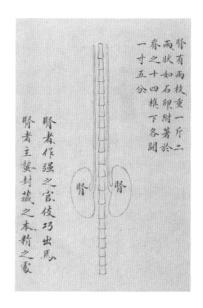

我们知道，人的生命始于精子与卵子的结合——即受精作用，然后，受精卵逐渐发育成胚胎，胚胎又逐渐发育为婴儿，生命的孕育过程至此告一段落。其实，生物学上的精子与卵子，从功能上说，就是中医所说的"先天之精"的一部分。

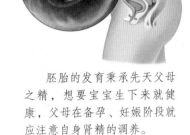

胚胎的发育秉承先天父母之精，想要宝宝生下来就健康，父母在备孕、妊娠阶段就应注意自身肾精的调养。

先天之精与生俱有，在人出生后，这种"先天之精"藏于肾，成为肾精的一部分，成为生殖之精，是人类繁衍后代的物质基础。

"后天之精"即脏腑之精，它是饮食水谷所化生的各种精微物质，是用以维持人体生命活动的营养物质。

"先天之精"犹如种子，而"后天之精"则犹如万物生长之阳光雨露与肥料，二者缺一不可，只有协调配合，才能维系人体的勃勃生机。

在日常生活中，我们经常可以看到一些因父母身体虚弱，肾精亏虚孕育出的子女出现"五迟"（即小儿立迟、行迟、发迟、齿迟、语迟）、"五软"（即小儿头软、项软、手足软、肌肉软、口软），或先天性缺陷。这些孩子有些通过后天的调补，随着生长、发育，会逐渐变得和常人一样健壮。也有一部分孩子，虽然经过后天的调补，但效果不佳，这些孩子体弱多病，就是我们常讲的"先天不足"。由此不难看出，父母先天之精的强弱，直接影响着子女体质的强弱。

关于这一点，明代的医学家张介宾在其所著的《景岳全书·先天后天论》中讲道："以人之禀赋言，则先天强厚者多寿，先天薄弱者多夭。"这里讲的禀赋指的就是人的遗传基因，先天是指人体受胎时的胎元，也就是人生命的本元。从人的禀赋讲，禀赋强壮表明先天充足，肾精充盛，体壮形健，故多长寿；如禀赋薄弱，表明先天不足，肾精亏虚，体弱多病，故多早亡。所以中医将肾脏称之为"先天之本"，以说明其在人生命中的重要作用。

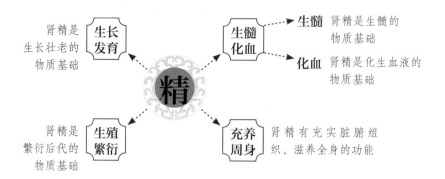

《黄帝内经·素问·金匮真言论》里说："夫精者，身之本也。"精是构成人体的基本物质，也是人体进行各种功能活动的物质基础。中医认为，人体脏腑、组织、器官、皮毛、筋骨以及肌肉等都是由精这种特殊的物质组成。

按照精的来源划分，可分为先天之精与后天之精。

先天之精

先天之精来源于父母，是构成人体的原始物质。人在孕育之初，就是由父母之精构成的。正是因为来源于先天，故称其为先天之精。

后天之精

后天之精指水谷精微，来源于食物，饮食经过消化之后，其中的营养物质被吸收。所以中医称其为水谷精微。它可以营养脏腑，滋养全身，生髓化血，保证人体正常、健康地生长发育，进而维持人体的生命活动。由于这种水谷精微是在人出生之后经过脾胃消化所形成，故称之为后天之精。

根据作用的不同,精又可以分为脏腑之精和生殖之精。

脏腑之精

脏腑之精是输布到各个脏器,成为五脏六腑等功能活动的物质基础的精微物质。

生殖之精

生殖之精具有促进生长发育和繁殖后代的作用。

无论是先天之精、后天之精,还是脏腑之精、生殖之精,它们都不是孤立存在的,而是互相依存,彼此促进的。这种依存、促进的关系通过人体生命活动的正常运行体现出来。

人体从胚胎发育开始,源自于父母的先天之精,由肾贮藏,肾所贮藏的先天之精又为后天之精的生成奠定了物质基础。人出生之后,饮食经过脾胃的消化,进而化生出后天之精,而后天之精也贮藏于肾。

由肾贮藏的后天之精既供养着先天之精,又不断转化为脏腑之精,以支撑脏腑的生理活动;而脏腑的生理活动又充实了生殖之精,生殖之精能促进人体的生长和发育,同时还在人体性机能成熟后起着繁衍后代的作用。

可见,在人的生长、发育、壮盛的全过程中,肾精的作用至关重要。

肾亏虚则人易衰老

中医里常说："肾为'先天之本','生命之源'。"肾所藏的精气是构成人体生命活动的基本物质，也是人体进行各种功能活动的物质基础。肾气的盛衰直接关系着人的生长、发育、壮盛和衰老的进程。

人从幼年开始，肾中精气开始充盛，生长、发育迅速；到七八岁时，由于肾中精气的逐渐充盛，出现了换齿、长发的生理变化；到了青壮年，肾中精气更加充盛，不仅具备了生殖能力，而且身体强壮，精神饱满，牙齿坚固，头发黑亮，处于人生中身体最强壮的时期。

《黄帝内经·素问·灵兰秘典论》说："肾者，作强之官，伎巧出焉。"意思是人的身体是否强壮，都是由肾的强弱状况决定的，所以又有"五脏之真，惟肾为根"的说法。

当然，如果是由于年龄增长的缘故，导致肾气日渐亏虚，这是自然规律。《黄帝内经》记载："五八，肾气衰，发堕齿槁；六八，阳气衰竭于上，面焦，发鬓斑白；七八，肝气衰，筋不能动；八八，天癸竭，精少，肾脏衰，形体皆极，则齿发去。"也就是说，男性从四十岁开始，肾气便开始衰退，随之头发开始脱落、牙齿也开始松动；到五六十岁时，肾气更加衰弱，筋骨活动

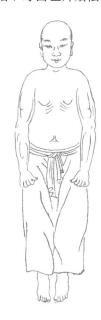

能力下降，头发和两鬓也逐渐花白，形体日渐出现衰老状态。

当然，自然规律如此，人人都会老，这是不以人的意志为转移的。但是，现如今也有很多人因为不注意保养，导致肾精日渐亏虚，未老先衰。

如果先天不足，或虽先天禀赋较强，但不注重后天的保养，任精气无端损耗，就可能导致肾气衰竭，也就是"肾虚"。肾虚了，人体难免会出现一系列疾病乃至衰老现象，所以说"养生必养肾"！

中西医之肾，同名不同功

"肾者，主蛰，封藏之本，精之处也；其华在发，其充在骨，为阴中之少阴，通于冬气。"

——《黄帝内经·素问·六节脏象论》

　　无论中医还是西医，肾都是经常被提及的概念。但中医所说的"肾"与西医所说的"肾"并不是一回事。

西医所说的肾

　　西医所说的肾，仅指人体位于脊柱两旁的一对肾脏，其主要功能是过滤血液中的代谢废物进而生成尿，调节体内的电解质和酸碱平衡，以及通过内分泌参与人体系统功能的调节。

中医所说的肾

　　中医所说的肾，是一个相对广泛和抽象的概念，它不仅包括西医所指的肾脏，同时涵盖了生殖、内分泌、免疫、泌尿、呼吸、神经、血液、运动等系统在内，是一个整体的概念。中医所说的"肾"有"藏精、主骨、主纳气，开窍于耳，职司二便"等多种功能。因此，西医和中医的肾是同名不同功的。

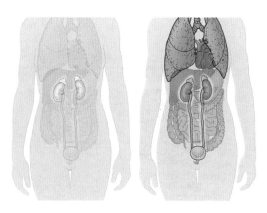

西医所说的肾，单指人体中部位于脊柱两侧的一对器官；中医里的肾，实际上是一个相对较为广泛和抽象的概念，涵盖了生殖、内分泌、免疫、泌尿、呼吸、神经、血液、运动等系统在内的一个整体的概念。

扫码收听
本章附赠音频课

"肾者，主卧与喘。

五脏所主……肾主骨。

肾者主水。

肾藏精，精舍志。

肾……其华在发。

肾气通于耳。肾和则耳能闻五音矣。"

从《黄帝内经》认识肾的功能

《黄帝内经》认为，肾就像万物生长之源，孕育着机体生长之机。肾主宰着人类的繁衍和机体的生、长、壮、老、死。可以毫不夸张地说，肾的健康状态直接决定着人体的健康状况。正如《黄帝内经·素问·六节脏象论》所言："肾者，人之本也。"

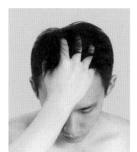
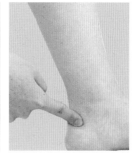

肾主藏精，肾精足则生育能力强

"肾者，主蛰，封藏之本，精之处也；其华在发，其充在骨，为阴中之太阴，通于冬气。"

——《黄帝内经·素问·六节脏象论》

《黄帝内经》认为，肾是精封藏之处，而肾中精气是构成机体的基本物质，也是机体生长发育及进行各种功能活动的物质基础。肾中精气由先天之精和后天之精构成，二者相互依存，相互为用。其中，先天之精赖于后天之精的濡养，后天之精则赖于先天之精的生发，二者相辅相成，共同促进机体的生长、发育以及生殖能力的提升。

先天之精主管着人的生育繁殖

前面我们说到了，肾精有先天之精和后天之精的区别，先天之精即指男女的生殖之精，受之于父母，是生育繁殖的基本物质。肾对精具有封藏作用，使精不会无故外泄。

当然，肾藏精并不意味着只藏不泄，然而泄也有一个前提，即"先盈而后泄"，正如古人所说："精满自溢"，这是一种很自然的生理状态，但如果精不满而溢，这就表明人的肾出问题了。所以，肾的藏精作用又体现在对精的固摄上。

《黄帝内经·素问·上古天真论》说："二八，肾气盛，天癸至，精气溢泻。"指出男子到十六岁左右，肾气日渐旺盛，精气日渐充盈，此时可以外泄，因而也就具备了正常的生殖能力。到了老年时期，肾气逐渐衰竭，生殖能力也逐渐丧失。这一段话充分表明了肾对于人的生育能力的重要性。

精是生命的基本

《黄帝内经·素问·金匮真言论》认为："夫精者，身之本也。"就是说肾精是人体的根本。如果肾精充足，封藏而不外泻，则人的生命力就旺盛，人的生殖能力就有保障，反之，如果肾精亏虚或肾不固摄，人的生殖能力就会大受影响。换言之，肾中精气的充盈状况，决定了人类繁殖能力的强弱。

众所周知，无论是男子还是女子，都有其第二性征，如女子的月经来潮、乳房的发育，男子胡须的生长等。第二性征是人类个体具备生殖能力的标志，这种能力的产生，有赖于一种促进性腺发育成熟的物质，这种物质中医称之为"天癸"。中医认为，正是由于"天癸"的产生，人类才得以世代繁衍，生生不息。

简单来说，"天癸"就是人出生之后，随着肾中精气不断充盛以致发展到一定阶段时促进性机能成熟的物质，这个阶段就是青春期。自此以后，随着年龄的增长，"天癸"的生成逐步减少，会耗竭肾中精气使其逐渐由充盛趋向衰退。人的生殖能力随之下降，甚至消失，也就是从中年逐步进入老年，在机体生长壮老的过程中，"天癸"也经历了产生—充盈—衰退—消亡的历程。

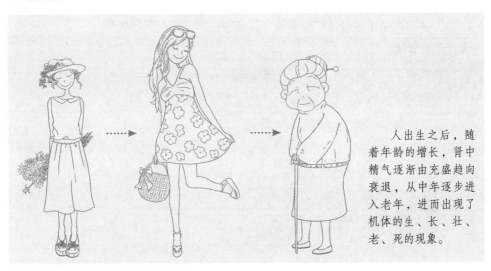

人出生之后，随着年龄的增长，肾中精气逐渐由充盛趋向衰退，从中年逐步进入老年，进而出现了机体的生、长、壮、老、死的现象。

其实，关于肾和性功能的关系，稍懂生活常识的人都有所了解。很多人甚至直接把肾虚与性功能不好联系起来，虽然这种认知并不客观，却也从侧面反映了肾对于生殖能力的重要意义。俗话说"十人九虚"，不少人都因为肾的问题而患上了性功能和生殖方面的疾病，如男性的阳痿、早泄、遗精等，女性的月经不调、不孕等问题。因此，要想从根本上改善性功能和解决不孕不育问题，我们就必须时时关注肾的健康。

肾主纳气，气足才健康

"肾者水脏，主津液，主卧与喘也。"
——《黄帝内经·素问·逆调论》

俗话说，人活一口气。这里的气，指的就是呼吸之气。呼吸之气对人体非常重要，它是人体生命活动的一种体现。《黄帝内经》认为，人的呼吸之气虽由肺所主，但其过程却离不开肾的参与。

肾、肺都与呼吸有关

肾主纳气，是说呼吸虽然是由肺来完成的，但又依赖肾的纳气功能才能够完成。

《黄帝内经》认为，由肺吸入的清气必须下达到肾，由肾来摄纳，才能保持呼吸运动的平稳和深沉，进而保证体内外气体得以正常交换。也就是说，肾能促进肺吸清呼浊。

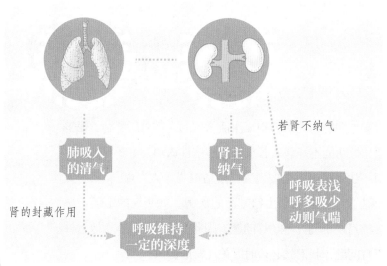

肺吸入的清气

肾主纳气

若肾不纳气

肾的封藏作用

呼吸表浅
呼多吸少
动则气喘

呼吸维持
一定的深度

人体的呼吸主于肺而根于肾

从经络上看，肾与肺的关系是非常密切的："肾上连肺，肾脉上贯膈，入肺中"。从中医五行来看，肺属金，肾属水，金生水，故肾肺为子母之脏，一主水，一主气，水气调和则百脉调和，因此，肺吐纳之气，其主在肺，其根在肾。

主呼吸的本脏在肺

通过肺的呼吸，吸入自然界的清气，呼出体内的浊气，实现体内外的气体交换，通过不断的呼浊吸清，吐故纳新，促进气的生成，调节气的升降、出入运动，从而保证人体新陈代谢的正常进行。同时，肺也是体内、外气体交换的场所，呼吸功能的正常进行除上述要求外，还要求有一定的呼吸深度。

表浅的呼吸，虽呼吸频率较高，但若"吐故"与"纳新"不充分，人体新陈代谢也无法正常进行。比如说慢性支气管炎与哮喘患者，尤其是在哮喘发作期，患者张口抬肩，呼多吸少，口唇紫绀，不能平卧，呼吸频率甚快。所以呼吸深度也是维持呼吸功能正常的重要组成部分，而这种呼吸深度是由肾所主。

肾有摄纳肺所吸入的清气，防止呼吸表浅的作用

"肺为气之主，肾为气之根，肺主出气，肾主纳气……"人体的呼吸功能虽为肺所主，但必须依赖于肾的纳气功能。

肾的纳气功能正常，呼吸才能均匀，若肾的纳气功能减退，吸入之气不能归纳于肾，呼吸就表浅，出现动辄气喘，呼多吸少等病理现象。故有"吐故纳新主于肺、根于肾"之说。

肾气足则肺气充，反之，肾气亏损就不能助肺吸气，人就会产生呼多吸少，并且有吸气不能到达丹田的感觉。不管是肾气虚衰，摄纳无权，气浮于上，还是肺气久虚，久病及肾，都会导致肾的纳气功能失常，出现呼吸表浅或呼多吸少表现，此即为"肾不纳气"。

肾主骨生髓，
肾精充盛则骨骼强壮

"五脏所主……肾主骨。"

——《黄帝内经·素问·宣明五气篇》

人体骨骼犹如花草，要想茁壮生长，需要汲取营养，骨骼的营养物质就是骨髓。而骨髓又是肾精所化生。故肾精足则骨髓足，骨骼营养充足则骨骼强壮。

为什么说"肾主骨"

所谓"肾主骨"，意即机体骨骼的强健与否，取决于肾精的盈亏。

我们知道，骨骼起着支撑人体的作用，而骨骼的形成和生长的维持则依赖于骨髓的营养。肾藏精，而"精生骨髓"，肾精充足则骨髓充实，"肾主骨"正是由此而来。

那么，何谓骨？

1 《黄帝内经·灵枢·经脉》中说："骨为干"，"干"有支撑的作用，骨架在人体内起的就是"支"和"撑"的作用。

2 骨应包含骨髓。因为肾藏精，精化生髓，髓充于骨，全身百节之骨内皆充有髓，骨腔内有骨髓，背脊腔内有脊髓，颅腔内有脑髓。

3 齿为骨之余，齿也应包括在骨之内，牙齿的更替与坚固与否与肾精的充盛与否有密切的关系。

《黄帝内经》，认为肾能接受五脏六腑之精，封而藏之，充实于骨，濡养于骨，对促进骨骼的生长发育，维持骨骼的功能发挥有着重要的影响。

西医中的发现

西医中的发现也证明了肾对于骨骼的重要性。

1 骨组织的钙化与人体钙、磷的代谢，是骨骼生长、发育和修复的关键。肾脏对钙、磷的代谢具有调节作用，如肾小管可以重吸收钙，肾可排出超出人体所需的磷，从而维持血浆内钙、磷的动态平衡。这种排磷保钙的生理功能，可满足骨骼生长、发育和修复的需要，在某种程度上契合了中医"肾主骨"的理论。

2 由甲状腺及甲状旁腺分泌的降钙素可以抑制破骨细胞的活性，促使生骨细胞变为成骨细胞，从而促进生骨作用。而甲状旁腺分泌的甲状旁腺素，可促使生骨细胞变成破骨细胞，促进溶骨作用，从而增强骨钙的吸收。

3 由垂体、卵巢、睾丸等内分泌腺所分泌的相关激素，均可参与骨的生成、代谢和修复。在中医中，这些内分泌腺都属于"肾"的范畴，由这些内分泌腺所分泌的相关激素，都是中医"肾主骨"理论的物质基础。

为什么年纪大了骨关节会痛

在日常生活中，人过了50岁，往往会出现关节疼痛，骨质退化等疾病，临床上常见的症状有颈项、肩臂、腰腿疼痛，四肢无力，膝关节疼痛、无力，不能屈曲，甚至局部肿起等。这时候，中医常以补肾壮骨的方法进行治疗，往往能收到很好的疗效。可见，"主骨"是肾的一个重要生理功能。

总之，肾与骨的生理病理关系十分密切。肾精充足，则骨髓生化有源，骨骼得以滋养而强健有力；反之，若肾精不足，骨髓生长乏源，骨失所养，骨密度下降，则骨骼肌痉挛，行动无力，导致"骨枯""骨痿"等症。因此，骨质疏松的人，需要补养肾的精气，唯有肾的精气足了，骨骼才能强健有力。

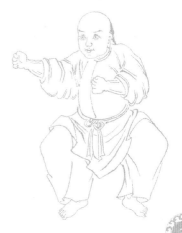

肾主水液，肾好则代谢流畅

"肾者主水。"

——《黄帝内经·素问·上古天真论》

《黄帝内经》指出，肾主水液，肾中精气对人体的水液具有输布和排泄的作用，以维持人体水液代谢的平衡。可以说，肾就相当于人体主管水液的"总开关"，通过与机体其他器官的协调，进而负责人体水液的代谢过程。

水是生命之源

作为"生命之源"，水是在人体内占比最高的成分——高达70%~80%。它直接参与着人体内各种生理活动和生化反应，如果没有水，人体的一切代谢都将停止，生命也就无法维持。

《黄帝内经·素问·上古天真论》里说："肾者主水。"意思是说肾有负责人体水液代谢的作用，肾在五行中对应着水，并被称为"水脏"。人体的水液代谢主要包括两方面，一方面将滋养濡润人体的津液输送到全身；另一方面将人体各脏腑组织代谢产生的废液排出体外。这两个过程得到实现并且维持正常，主要依赖于肾的气化作用。

肾主水液代谢

肾主水，是指它在调节体内水液平衡方面起着重要作用。人体代谢后的水液经肾的气化，由膀胱排出体外，浊中之清者，由肾重新吸收，参与水液代谢，故肾为调节体液平衡的重要脏器。在人体水液代谢过程中，先是由胃、小肠、大肠吸收水谷中的精微物质（即各种营养素）而产生津液；然后通过脾、肺、肾和三焦将津液输布到全身，以发挥其滋润和濡养作用，代谢后的水液将以小便、汗液、粪便等形式排出体外。

水液代谢是个非常复杂的过程，涉及人体的多个脏腑。肾在其中发挥了重要作用。水液的代谢靠肾的气化作用来完成，而气化作用的动力就是肾阳。

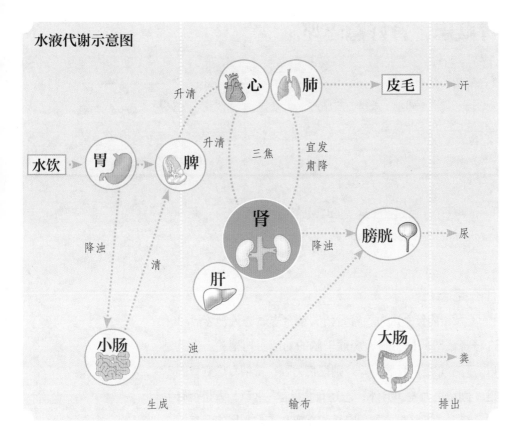

水液代谢示意图

心　肺 → 皮毛 → 汗

升清

升清　　三焦　　宜发 肃降

水饮 → 胃 → 脾

肾　　降浊 → 膀胱 → 尿

降浊　　　清

肝

小肠　　浊　　　　大肠 → 粪

生成　　　　　　输布　　　　　排出

　　肾居于下焦，其气主升，一方面把流经肾脏的水液中清纯的部分蒸腾汽化而布达周身，一方面把其中的浊液下输于膀胱而排出体外。就是说，肾在水液代谢中的作用类似于"开关"。"开"主要是指排泄水液；"关"则是固护津液不使其在不该排出的时候排出。

　　正常情况下，人的肾阴、肾阳相对平衡，肾气的开阖是协调的，人体的水液代谢也相应正常。如果肾有了病，就会减弱甚至失掉其"主水"的功能，难以维持体内水液代谢的平衡，进而导致身体出现水肿等病症。例如，人体肾气不足，或肾阳虚衰，可出现小便量多的尿崩症、糖尿病多尿等，也可出现小便量少导致身体浮肿等症，此时可辨证采取补益肾气或温补肾阳之法进行治疗。

　　所以，肾气充足，人体的水液代谢才能正常进行。

肾藏志，肾好意志坚

"肾藏精，精舍志。"

——《黄帝内经·灵枢·本神》

什么是志

《黄帝内经》认为，肾藏精，精合志，志为神志活动，这与肾藏精、精生髓、髓通于脑的功能密切相关。也就是说，肾精充足则骨髓得养，则记忆力强；肾精亏虚则骨髓不足，则记忆力差。另外，志还有"意志"之意。人是否有主见、意志是否坚定，都与肾精的充盛与否有密切的关系。

《黄帝内经》里有神、魂、魄、意、志的说法，对应五行和五脏来说，心属火藏神，肝属木藏魂，脾属土藏意，肺属金藏魄，肾属水藏志。"志"在中医理论中属于人体意识思维活动的范畴。

唐代医学家王冰在解注《黄帝内经·素问·宣明五气篇》时对"志"做了这样的解释："专意不移者也。"《黄帝内经·素问·宝命全形论》说："慎守勿失，深浅在志。"初唐医学家杨上善解释道："志，记也。"由此看来，"肾藏志"主要指的是记忆力和意志。

肾精足则意志坚

肾藏精，精为神之宅，"志"藏于肾，受肾精的涵养，即"肾藏精，精舍志"。精生脑髓，精足则脑髓充而神旺，肾的精气充盛，则志得涵养，故意志坚强。

肾精足则记忆力好，分析判断能力强

老人及体弱者，肾精多亏，易发生健忘的现象，而填精补髓则是治疗健忘症的一个重要原则。

肾精充盛的表现

意志坚定，情绪稳定，有毅力，对外界事物有较强的分析、识别和判断能力，处理外界事物时，足智多谋，反应灵敏。

肾精不足的表现

意志消沉，情感淡漠，对外界事物分析、识别能力下降，处事优柔寡断，精神萎靡不振，神情呆滞，行动迟钝。

自20世纪50年代以来，现代医学的研究也为"肾藏志"理论提供了有力的佐证。如肾上腺皮质分泌的激素能影响人的情绪、行为和其他精神活动。大量的实验资料表明，肾上腺髓质分泌的肾上腺素也能够增强、巩固人的记忆。

尽管肾的功能包含内分泌系统中的许多激素及免疫系统部分细胞因子的作用，但也不能就此机械地将其视同某种激素。综上所述，"肾藏精，精舍志"，所以说，肾对"志"的影响是一个广泛而系统的作用过程。

一个人肾精充足，则精力充沛，精神焕发。

其华在发，肾好则头发靓

"肾……其华在发。"

——《黄帝内经·素问·六节脏象论》

有一种叫作"何首乌"的药材，有补肝肾、益精血等作用，可以防止脱发并促使头发变黑。还有一个非常有名的中成药叫"七宝美髯丹"，可以治疗由肾水亏损、气血不足所致的须发早白、牙齿松动、梦遗滑精、筋骨无力等症，而这服药就是用何首乌作为主药的。另外，中医也常常用六味地黄丸来治疗脱发，而六味地黄丸正是治疗肾虚的良药。

肾与头发的关系

头发好坏反映了肾精的盛衰

"肾……其华在发"，也就是说头发依赖于肾精的充养。肾精一部分源自父母的生殖之精，一部分来源于后天水谷精微。肾藏精，精能化血，血可以养发。精足则血旺，血旺则毛发黑而润泽，所以说"其华在发"。

头发依赖血液的滋养

头发的生长，有赖血的滋养，所以又称"发为血之余"。可以说头发的好坏主要取决于肾精充不充足、血液充不充足。肾精和血液是可以相互化生的，所以中医里面有"精血互生"的说法。

头发的问题可通过肾解决

头发的好坏常被用来判断肾气的盛衰，而头发的问题也可以从肾入手来解决。《黄帝内经·素问·上古天真论》里有这样的总结："女子七岁，肾气盛，齿更发长……丈夫八岁，肾气实，发长齿更……"这告诉我们，头发是人发育成长的重要参考指标，而其根源就在于肾气的盛衰。宋代名医刘完素曾说过："发者脑之华。"明代李时珍则提出了"脑减则发素"，说的是大脑疲劳就会白发。这是因为，精血皆可益发，是"精血之余"，而精气则由肾的状况决定。

肾精的充盈与否，直接决定着头发的好坏：

1 青壮年时，肾精充盈，则发长而光泽。

2 老年人肾精虚弱，头发多花白或脱落。

3 肾精不足者，常伴有头发缺少光泽，或者不同程度的头发脱落、稀疏现象。

由于头发反映了肾脏功能，所以头发的生长与脱落，润泽与枯槁，常能反映肾精的盛衰。肾精旺盛，发黑而润泽；肾中精气虚衰，则毛发转白，枯槁或脱落。

白发、脱发，不能光做"表面文章"

现在的人们，为了头发有光泽，常去美发店做焗油，为了掩盖白头发去染发，但有些人的头发仍然是隔不了几天就又会发干、发黄，有这种情况时最好补补肾。

另外，我们常看到，做过化疗的癌症患者，身体最大的变化就是脱发，脱发的原因，是化疗时造血功能受到了化学药物的伤害。如果补肾养血，血充足了，头发很快又会长出来。所以癌症患者化疗后的食疗非常重要。

再有，现在有一些养发、生发的产品，有些人用了有效，有些人用了却没效。原因是这些外用生发产品，主要是针对脂溢性脱发的，用了没有效果的脱发主要是由于肾虚导致的。如果不重视养肾，肾精不足，只是在头皮表面做文章，肯定没有多大成效。

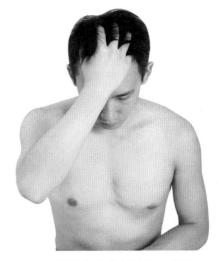

别再为头发烦恼了，只要补足肾精，头发就会好起来。

开窍于耳，肾精充足耳听八方

"肾气通于耳，肾和，则耳能闻五音矣。"

——《黄帝内经·灵枢·脉度》

《黄帝内经》认为，人的五官九窍与五脏六腑紧密相连，肾开窍于耳。肾精足则耳窍灵，肾精不足则耳窍不灵，听力下降。可见，肾精的充足与否直接影响着听力的好坏。

耳为肾之官

《黄帝内经》说，肾开窍于耳，并把耳称为"肾之官"，在《黄帝内经·灵枢·本脏》里还提到，可以根据耳朵的外形和质地来推测肾脏的外形和质地。认为耳的听觉功能灵敏与否，与肾中精气的充足与否有密切关系。肾中精气充盈，肾气通于耳，则听觉灵敏，反之，肾中精气不足，则可见听力减退，或出现耳鸣、耳聋等症。

人到老年，肾中精气逐渐衰减，所以多见耳鸣、耳聋。当出现耳鸣、耳聋时，应考虑是不是存在肾虚之类的问题。

耳不仅与肾脏密切相关，而且与其他脏腑经络也有一定的联系，人体许多脏腑的病变，于耳部常会有症状出现。如肝阴亏虚或肝阳上亢均可见耳鸣。

肾病会影响听力

现代医学研究发现，肾炎、肾功能衰竭患者极易出现突发性耳聋的情况：

1 肾透析、肾移植患者容易出现听力障碍和耳鸣。

2 先天性肾功能不全患者中先天性耳聋比例特别高。

3 肾病伴有骨骼疾病的患者常伴有先天性耳聋。

后两种情况多是常染色体显性或隐性的遗传疾病。从药物反证来看，支持性的证据也很多：耳毒性药物大多具有肾毒性，如双氢链霉素、卡那霉素、庆大霉素、新霉素等；这些药物的使用，既可造成听觉的严重损伤，也可导致肾功能损伤。

为什么许多肾脏疾病会影响到人们的听力呢？

中医理论认为，耳是人体的听觉器官，其功能依赖肾精的充养，所以耳从属于肾，因为"两耳通脑，所听之声归于脑"，而肾主藏精，精生髓，髓聚于脑形成"髓海"，主持精神、思维活动的功能，于是肾与耳就此联系起来：精髓充盛，则听觉灵敏；肾精不足，则髓海失养，导致听力减退，甚至出现耳鸣、耳聋的症状。值得一提的是，老年人的听力减退多数也是由肾气日衰导致的。

用针灸治疗耳病时，施针者往往取足少阴肾经、手少阳三焦经的穴位。比如，取足少阴肾经的太溪、照海来补肾精、肾气，取手少阳三焦经的听宫来疏通耳部的经络气血。

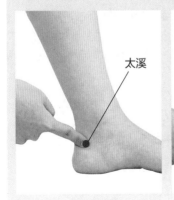
太溪

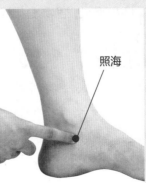
照海

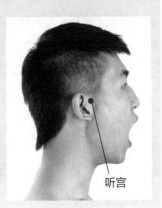
听宫

开窍于二阴，排便顺畅一身轻

"肾者胃之关也，关门不利，故聚水而从其类也。上下
溢于皮肤，故为胕肿。胕肿者，聚水而生病也。"

——《黄帝内经·素问·水热穴论》

《黄帝内经》认为，肾气与前、后二阴相通，肾的气化功能关系
着二便的排泄和生殖机能，故称肾开窍于二阴。

肾气不足则大小便不利

当人的肾气不足时，往往会伴随着大小便问题的出现，最常见
的就是尿频的现象。一般来说，当患者肾阴不足，就可能引起大便
干燥、秘结，小便减少等症；而肾阳不足时，又可引起腹泻或小便
不尽等症。

肾与二阴的关系

肾管理我们体内的水液代谢，在肾的蒸腾汽化作用下，水液才
能各行其道，清者布达周身，浊者以大小便的形式排出体外。肾就
好比水液排泄的关口，把持着水液出入的必经之道。

"二阴"指前阴和后阴，都是人体排泄水液、糟粕的地方，也就
是排泄大小便的地方。

前阴：是指男女尿道口和外生殖器的总称，是排尿与男子排精、
女子排出月经、娩出胎儿的器官。

后阴：即肛门，是排出粪便的器官。

"肾开窍于二阴"，突出地强调了肾与二便排泄和生殖机能的关
系。肾气旺盛，气化正常，前后二阴的功能才正常。仅就二便排泄
来说，如果将前后二阴比作闸门，肾气虚则前后二阴开合失控，该
开时不能开，该关的时候不能关，就会引起大小便失常，甚至出现
水液代谢障碍等疾病。

肾与前阴的关系

主要体现在排尿和生殖两方面。肾中精气充足，则排尿和生殖功能正常。若肾中精气虚衰，一方面会出现小便不利、尿少、尿频、小便量明显增多，尤其是夜尿增多，甚至遗尿、大小便失禁、余沥不尽和水肿等症状；另一方面可导致生殖功能异常，出现阳痿、早泄、月经不调以及不孕不育等病症。

肾与后阴的关系

主要体现在排泄大便方面。如很多老年人会出现大便秘结的问题，此病不仅仅是常规意义上大肠的问题，也不仅仅是胃火的问题，许多是因为肾虚推动力不足的问题。所以有些老年性疾病的治疗，需要从补肾入手。有一味中药叫肉苁蓉，可以用来补肾通便，对老年人大便秘结有较好的治疗功效。

大便的排泄有赖于肾中阴液对肠道的濡润作用及肾阳的推动、温煦。肾中精气充盈，则大便通畅。如肾阴不足，则肠道失润，可出现大便干结、便秘等症；如肾阳不足，则可出现五更泻、久泻滑脱或冷秘等症。

这里给大家推荐两道辅助治疗老年人大便秘结的肉苁蓉药膳方。

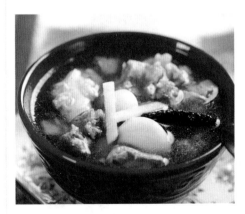

【肉苁蓉羊肉汤】

取羊肉750克，蒜60克，肉苁蓉30克，生姜4片，盐适量。将羊肉洗净切块，焯去膻味；蒜与生姜、肉苁蓉分别洗净，与羊肉齐入锅，加水用大火煮沸，改小火煲3小时，加盐调味即可。

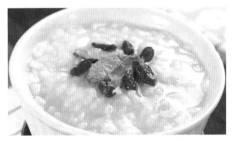

【枸杞肉苁蓉羊肾粥】

取羊肾150克，粳米100克，枸杞子30克，肉苁蓉20克，盐、料酒、葱花、姜末各适量。将羊肾处理干净，切小块，用盐、料酒腌制片刻；肉苁蓉洗净、切细丝，置于砂锅中，煎煮取汁；油锅烧热，放入羊肾块煸炒，加葱花、姜末炒出香味，放入料酒、盐炒透出锅；粳米下锅，加入肉苁蓉汁、枸杞子、羊肾块和适量清水，煮沸后改小火熬煮至米烂成粥即可。

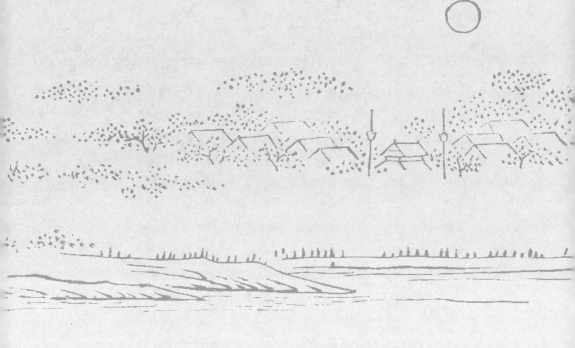

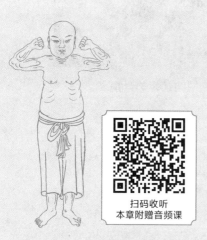

扫码收听
本章附赠音频课

"阳虚则外寒，阴虚则内热，阳盛则外热，
阴盛则内寒……阴虚生内热奈何？"

《黄帝内经》
为你解密肾虚

　　《黄帝内经》认为肾为先天之本，人体的强弱与寿数取决于肾气的盛衰。机体衰老的本质就是肾虚，每个人都难免会肾虚，而解决肾虚的根本途径就在于补肾。

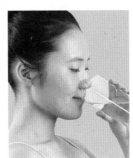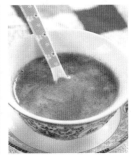

为何现代人肾气多虚衰

"今时之人不然也，以酒为浆，以妄为常，醉以入房，以欲竭其精，以耗散其真。不知持满，不时御神，务快其心，逆于生乐，起居无节，故半百而衰也。"

——《黄帝内经·素问·上古天真论》

生活中有句老话叫"十人九虚"，这在现代人的生活中体现得尤其明显。为什么现代人肾气多虚衰呢？其中一个重要的原因就是如今的工作压力越来越大，人在压力之下拼命工作，工作之余又纵情享乐，从而忽视了对肾的保养。具体来说，如下几种情况会导致肾虚。

先天不足的人多肾虚

有的小孩一生下来就非常瘦小，头发稀少甚至没有；有的小孩牙齿长得很晚；有的小孩肌肉松软，咀嚼无力，常常流口水等。造成此类现象的原因，多数是患儿的先天禀赋不足，而其中最为常见的就是先天肾精不足，即肾虚。

孩子也会肾虚？当然。在小孩出生后的一段时间内，后天之精并未充盛，那么肾藏的先天之精就会在小孩的发育中起主导作用。如果先天禀赋不足，先天之精亏虚，孩子就容易出现肾虚之症。通常引起先天不足的原因如下：患儿父母在体弱多病或精血亏虚时怀孕，或者酒后怀孕，或其生育年龄未到甚至已经过了肾气的旺盛之期，或患儿母亲在妊娠期失于调养导致胎气不足，等等。

经常熬夜伤肾伤身

"日出而作，日落而息"，是传统的生活方式。不管是体力劳动还是脑力劳动，哪怕只是娱乐，只要动用力气或思虑，就要耗费精气，而休息是人保存和补充精气的主要方式。如果经常熬夜，休息不够，人的精气就得不到有效的补充，当肾中精气不足就会造成肾虚，所以，如果常常熬夜的人出现颜面浮肿、身体乏力、长期贫血、腰痛等症状时，要及早就医。

各年龄人群最佳睡眠时间

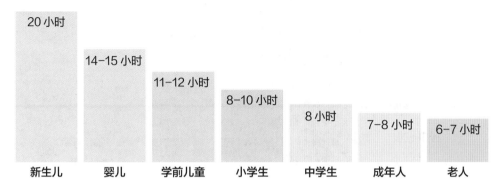

通常情况下，人的最佳作息时间是：夏季22:00~23:00入睡，次日6:00~7:00起床；冬季21:30~22:30入睡，次日6:30~7:30起床。另外，中午适当地小睡片刻，也有助于人恢复精神，保持身体健康。

下面就是人体在一天各个时段的身体状况及相关建议表。

00:00~02:00	浅眠期，多梦而敏感，身体不适者易在此时痛醒。
02:00~04:00	排毒期，此时为肝脏排毒期，应休息，确保排毒顺畅。
04:00~06:00	休眠期，重症患者最易发病的时刻，熬夜最好不要超过这个时间。
06:00~11:00	精华期，此时注意力及记忆力最好，为工作与学习的最佳时段。
12:00~13:00	午休期，最好静坐或闭目休息一下再进餐。
13:00~15:00	高峰期，是分析力和创造力最强的时段。
15:00~17:00	低潮期，体力、精力相对较差。
17:00~18:00	松散期，此时血糖略微升高，嗅觉与味觉最敏感。
19:00~20:00	暂憩期，饭后稍微放松一下，舒散一日的疲惫。
20:00~22:00	夜修期，晚间活动的最佳时段，可以进行思虑周密的活动。
23:00~24:00	夜眠期，应及时入睡，不可让身体过度劳累。

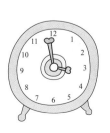

房事无节制，耗精耗力

古人说："食、色，性也。"性和食物一样，是人的基本需求。适当的性生活是不可或缺的，它能够调节人的情绪，提高人体的免疫力，增加生活的情趣。但是，如果没有节制，频繁的性生活对身体的损害是非常大的。

房事过度伤精

性生活过度，会大量消耗肾精，不仅会有害于人的健康，甚至会缩短人的寿命。房事无节制的负面影响，在人年轻力壮时体现得并不明显，当人上了年纪，遇到肾虚的问题就会有所体会了。唐代医学家孙思邈说："精少则病，精尽则死。"

很多疾病的产生都与性生活过度有关。长时间的纵欲之后，许多人都会出现精神萎靡、头昏目眩、腰酸腿软等症状。这是由于精气流失，人的能量动用过度，造成肾的损伤，因而形成虚损的病症。对女性来说，过度性生活还容易引发泌尿系统感染，导致月经紊乱等病症。

欲不可强

节制房事，我们只需要记住四个字："欲不可强"。

欲不可强的意思是，对待性生活要保持一颗平常心，在没有自然发生性欲求时，不要试图借助外界刺激强行激起性欲，进行性生活。如夫妻一方为了满足另一方的欲求，常常不顾自己的身体，用一些手段让自己"兴奋"起来，这其实是一种杀鸡取卵的做法，对双方的健康和婚姻的长远幸福有害无益。

应该在有性欲需求时再考虑性生活，这才是顺应自然，也是最合理的房事原则。

"精"是人的生命之本，是人活动的能量来源。只有保证精气充足，人的身体才能保持健康，有节制地进行房事，才能"保精"，延缓生命的衰老。

欲不可早

在节制房事方面，除了要遵循"欲不可强"的原则之外，还应遵循"欲不可早"的原则。所谓欲不可早，就是指不可过早行男女之事。古人有云："及时而嫁""待壮而婚"，即反对早婚及过早地身陷情欲。中医认为，如果未到一定的年龄，"男子精未通而御女，未笄之女而近男色"，都会对身体造成一定的伤害，甚至日后会患上疾病，"男则神色先散，女则月水先闭"。可见，过早行房事不利于身体的健康。

工作压力大，累坏了肾

如今社会竞争日趋激烈，生活压力越来越大，"劳累"已日益成为普遍现象。有些医生说：许多疾病也是"累"出来的。

过劳会损伤肾气

《黄帝内经》中养生之法，其中一条就是"不妄作劳"，意思是不随便超过限度地工作。"劳"又可分为劳心、劳力、房劳三类，统称"三劳"，三者都可导致肾精消耗过度，损伤肾气，进而导致肾病。

因过度疲劳而导致体质下降，已经成为当代人患病的重要因素了。据统计，70%左右的肾炎患者是因长期过度劳累而患病的。常在疲劳状态下工作的人，精神总处于紧张的状态，精力耗费巨大，很容易出现腰部酸痛的状况。但是，他们通常不会把劳累与肾有问题联系起来，认为这是拼命工作的必然结果，结果总是等出现严重的水肿、血尿、高血压等病症时才想到去医院就医，但这时已经晚了。

久坐会伤肾

久坐会使气血经络受阻，并阻碍代谢物质的排泄，极易导致腰部肿胀、酸痛、麻木等症状。而以脑力劳动为主的上班族，在持续、紧张地用脑后，又会给这些症状"火上加油"，致使全身疲乏、腰痛难忍。这种疼痛找不到固定的点，只是泛泛的、绵绵的疼，而且感觉腰部肌肉酸软，需要用手按着，或热敷才能缓解。这就是由于肾虚而引起的。

对于工作紧张、易出现疲劳以及久坐者来说，一定要做到以下几点：

1. 劳逸结合，合理安排工作和生活。

2. 出现感冒或腰酸背痛等症状，一定要引起重视，及时休息和治疗。

3. 要注意营养摄入要充足，锻炼要适当，保持良好的生活习惯以增强抵抗力。

4. 最好定期进行体检，特别是针对肾的检查，尽量做到早发现、早治疗。

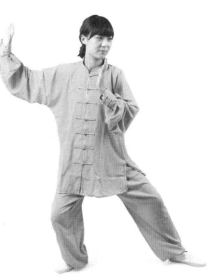

"久坐族"经常活动身体，可有效预防肾虚，避免腰痛。

因忙憋尿，憋出了肾病

在生活中，很多人都有过憋尿的经历。有的是在紧张的工作中，有的是在热闹的玩乐中。

其实，有了尿意而不去及时排尿对肾是极为不利的。肾就像水龙头一样，控制着人的水液代谢。尿作为机体代谢的主要产物之一，正是在肾内生成的。经常憋尿，就相当于在系统需要放水的时候强行关闭"水龙头"，长此以往，必然会损坏"水龙头"的性能。

从现代医学角度来说，肾脏生成的尿，经输尿管进入膀胱储存起来，正常人一天的排尿量在1~2升，尿液颜色为淡黄色，其中所含水分高达95%，其他大部分是尿酸等废物。

人在憋尿时，膀胱会胀大，膀胱壁血管被压迫，膀胱内膜缺血，导致其抗病能力下降，这时若有细菌侵入，就可能引起膀胱炎、尿道炎等泌尿系统疾病。

另外，当膀胱满溢，尿液可能会逆流而上，将细菌送到更上游的位置，从而引发肾盂肾炎。肾盂肾炎是导致慢性肾功能不全的原因之一，有可能发展为尿毒症，严重影响肾脏功能。此外，憋尿还会引起心理上的紧张，试想，一个忍受着憋尿痛苦的人，还能气定神闲地工作和娱乐吗？

所以，就算工作再忙，当有了尿意时，也要抽出时间及时排尿。

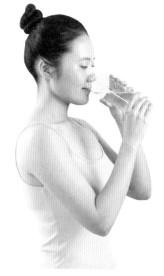

保证每天的饮水量，
对养护肾脏非常有益。

吸烟对肾害处多

吸烟对人体的危害是多方面的，比如吸烟可以导致肺癌，还会损害各个脏腑组织系统的功能。

对肾来说，吸烟会引起蛋白尿，对肾脏造成损伤，特别是对已有肾病的患者，吸烟的害处更多。

吸烟还会伤害精子的质量。实验发现，吸烟时间越长，吸烟的量越多，精子数量可能越少，畸形率也越高，同时，精子的活力也明显下降。这是因为烟草中所含的镉对精子有极强的杀伤能力，而烟中尼古丁和多环芳香烃类化合物会引起精子形态改变。

吸烟会增加肾脏血管的阻力，增加血液中某些会导致血管收缩的物质的含量，这些物质对肾脏有损伤作用。研究显示，尚没有蛋白尿的原发性高血压患者，吸烟后其尿内常常有尿蛋白，吸烟能损害肾脏的滤过膜，引起蛋白质漏出。糖尿病患者吸烟对肾脏的损害作用尤为突出，可以引起蛋白尿，长期吸烟可以明显加速糖尿病性肾病的恶化进程。

曾有专家对Ⅱ型糖尿病患者做过研究，其结果显示：吸烟者肾脏功能的下降速度要比非吸烟者快得多，戒烟则可以减缓糖尿病患者发展至肾衰竭的速度。

因此，无论您有无肾脏疾病，为了健康着想，都应该戒烟，若已有肾脏疾病，更应尽快戒烟。

醉酒喝浓茶，害"肾"不浅

在我国，自古以来就有"无酒不成席"的说法，我们的酒文化可谓源远流长。古人认为，酒为"百药之长"，适当饮酒能起到健体强身的功效。

但是，"酒是穿肠毒药"。喝酒难免会喝多，一旦喝多，酒的危害就显现出来了。有人认为，茶能解酒，许多人都喜欢在醉酒之后来上一杯浓茶。殊不知，这样反而会伤害人的肾。

酒后饮茶伤肾的中医说法

茶味苦，属阴，主降，酒后饮茶会将酒性驱于肾，导致小便频浊、阳痿、睾丸坠痛、大便燥结等症。

明代著名医药学家李时珍在《本草纲目》中说："酒后饮茶伤肾脏，腰腿坠重，膀胱冷痛，兼患痰饮水肿。"

酒后喝茶伤肾的西医说法

现代医学证实，人饮酒后，酒中的乙醇通过胃肠道进入血液，在肝脏中转化为乙醛，乙醛再转化为乙酸，乙酸再分解成二氧化碳和水从肾脏排出。酒后饮茶，茶中的茶碱可迅速对肾起利尿作用，从而促进尚未分解的乙醛过早地进入肾脏。乙醛对肾有较大的刺激作用，会影响肾功能，所以经常酒后喝浓茶的人易得肾病。

不仅如此，酒中的乙醇对心血管的刺激性很大，而茶同样具有兴奋心脏的作用，两者合二为一，更增强了对心脏的刺激，所以心脏不好的人，酒后饮茶也会对心脏造成损害。

解酒的办法

既然浓茶不适合解酒，那醉酒者应该怎么办呢？轻度醉酒后，最方便又最简单的办法就是喝些白开水或者富含果糖的饮品。如蜂蜜水或者柠檬水，也可以喝柑橘、梨、苹果、西瓜等鲜榨水果汁。这类新鲜水果的饮品有助于将酒精从体内迅速排出体外。

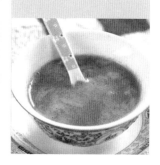

药是双刃剑，多吃药会伤肾

人体各脏器中，肾脏是最容易受到药物毒性损伤的脏器。因为肾主管着人的水液代谢，大多数药物及其代谢产物都要经过肾脏，极容易对肾产生毒性作用。另外，某些药物所含的化学物质还能与人体内的蛋白质结合，形成抗原并通过免疫反应损害肾脏。

那么，易引起肾脏损伤的药物主要有哪些呢？经过总结，下表中的药物若使用不当，易引起肾脏损伤：

解热镇痛类药物	常见的有对乙酰氨基酚、吲哚美辛、布洛芬等。
抗生素	氨基糖苷类抗生素、头孢菌素类抗生素、青霉素类抗生素、抗结核药物利福平、磺胺药等，若使用不当可引起肾脏损害，应在医生指导下用药。
中草药	植物类中药：如木通、防己、草乌、芫花、甘遂、巴豆、雷公藤、益母草、使君子、苦楝皮、苍耳子、牵牛子、马兜铃、夹竹桃、土贝母、千年健等。
	动物类中药：如斑蝥、蜈蚣、红娘子等。
	矿物类中药：如含砷类(如雄黄、砒霜、砒石、红矾)、含汞类(朱砂、轻粉、升汞)、含铅类(铅丹)和其他矿物类明矾等。
	含马兜铃酸的中药：中药关木通、广防己、青木香、马兜铃、天仙藤、寻骨风、朱砂莲等都含有马兜铃酸。 目前仍在广泛应用的一些中成药中也含有马兜铃酸，如龙胆泻肝丸、冠心苏合丸、某些排石冲剂、耳聋丸、妇科分清丸和分清止淋丸等，绝大多数人发生慢性肾损伤是长期超量服用造成的。
降压药	降压药物大都以血管紧张素转换酶抑制剂以及血管紧张素受体阻断剂为首选，但这类药物若使用不当可损害肾功能，尤其是老年人。
造影剂	若使用不当，可引起肾脏损伤，甚至急性肾功能衰竭。
其他	常见的可能损害肾脏的药物还有降尿酸药物别嘌醇、化疗药(如顺铂、卡铂、阿霉素)、重金属(锂、铅、汞、镉等)、利尿剂(氨苯蝶啶、呋塞米等)、环孢素A、甲氨蝶呤以及非甾体类消炎镇痛药(如非那西丁、安乃近等)。

人体服用的各种药物都要经肾脏解毒、排泄，如遇严重的药物损害，还会发生肾功能衰竭这样危重的后果。因此，患者在用药时应特别谨慎，生病时不要随意服药，没病时更不要乱用补药，应在医生的指导下用药。

阴阳互根互用，阴阳平衡才最好

"黄帝曰：夫自古通天者，生之本，本于阴阳。"

——《黄帝内经·素问·生气通天论》

《黄帝内经·素问·生气通天论》称："夫自古通天者，生之本，本于阴阳。"就是说，阴阳平衡是生命活力的根本。阴阳平衡则人健康、有神；阴阳失衡人就会患病、早衰，甚至死亡。所以养生的宗旨就是维持生命的阴阳平衡。

中医养生，重在阴阳平衡

在《黄帝内经·素问·上古天真论》里，黄帝向岐伯讨教了关于上古之人如何养生的问题。岐伯的回答是："上古之人，其知道者，法于阴阳，和于术数，食饮有节，起居有常，不妄作劳，故能形与神俱，而尽终其天年，度百岁乃去。"这段话的意思是说：上古时期的人，都能把握阴阳的道理，遵从阴阳转化的规律，他们顺应自然，饮食有节制，起居有规律，不随意劳作，脏腑调和，形体矫健，能够活到寿终，直到百余岁才去世。

人的阳气过于亢盛，阴气就会受伤而衰竭，只有阴气平和，阳气固密，二者平衡协调，人的生命才会健旺。阴阳协调，实质是阳气与阴精的平衡，也就是人体各种功能与物质之间的代谢协调。所以说，阴阳平衡是维持生命活动的基础。

肾有肾阴肾阳

肾气有阴阳之分。那么，肾阳和肾阴具体指什么呢？

肾阳

肾阳是肾气中具有温煦、推动、兴奋作用的部分，古人称之为真阳或元阳。人体内肾阳充盛，各项生理活动才能正常进行和维持，脏腑才能温煦，人的精神状态才能积极向上。

肾阴

肾阴是肾气中具有滋润、濡养、宁静作用的部分，古人又称它为元阴或真阴。肾阴是一身阴气之源，有"五脏阴气，非此不能滋"的说法。人体内肾阴充足，各脏腑才能得以滋润，各器官功能才能得到合理调控，机体新陈代谢速度也恰到好处，人的精神状态才能维持平和宁静。

肾阴与肾阳相互依赖

肾阴与肾阳，实际是肾脏精气功能活动对立统一的两个方面。阴阳是相互依赖的，阳为本，阴从之，肾阳与肾阴相互依存，共同作用，才能维持人体的生理和生命活动。反之，如果肾阳、肾阴的平衡被打破，二者不能相互为用，那么人的阴精阳气就会逐渐衰竭，生命活动也将逐渐停止。

如果由于某些原因使这种平衡遭到破坏，就可出现肾阴虚或肾阳虚的证候。肾阴虚到一定程度时，可以累及肾阳，转化为阴阳两虚；而肾阳虚到一定程度时，也能累及肾阴，转化为阴阳两虚。

肾阴与肾阳是五脏阴阳的根本

身体各脏器的阴虚或阳虚，也可累及肾阴和肾阳，如肝阴虚、肝阳亢和心阴虚、心火旺，日久都可以伤及肾阴；肺阴虚也多累及肾阴；又如脾阳虚的泄泻，日久也可以伤及肾阳而出现"脾肾阳虚"。

肾虚阴阳有别

"阳胜则身热，腠理闭，喘粗为之俯仰。汗不出而热，齿干以烦冤，腹满死。能冬不能夏。阴胜则身寒，汗出，身常清，数栗而寒，寒则厥，厥则腹满死，能夏不能冬。"

——《黄帝内经·素问·阴阳应象大论》

肾虚，一直都是男性健康问题中非常受关注的一件事。一些男性朋友感觉自己年纪大了，当身体出现了一些问题，就会想到肾虚，于是不管什么食品、药品，只要是与补肾有关的，买来就补。

其实，补肾也有阴阳之分，进补时必须谨慎。在补肾之前，一定要弄清自己是肾阳虚还是肾阴虚。

肾阳虚的表现

肾阳虚时，身体各项功能都会降低，新陈代谢速度也会减缓，机体产热不足，人就会多发虚寒病证。

肾阳虚除发生水液代谢和生殖机能及畏寒怕冷病变外，还能引起其他脏腑生理活动的衰退。如心失去肾阳的推动，可出现心悸、脉迟、汗出、气短、肢冷等心肾阳虚之症；肺失肾阳的摄纳，则出现呼吸表浅、呼多吸少等肾不纳气之症；脾失去肾阳的温煦，则出现五更泄泻、完谷不化之症。

肾阴虚的表现

肾阴虚表现为内热、眩晕、耳鸣、腰膝痿软、遗精、五心烦热、盗汗等证候，还会因为其他脏腑失去肾阴的滋养作用，产生一系列病变。

肝失去肾阴的滋养，则可出现肝阳上亢、肝风内动之症；心失去肾阴的上承，则可出现心火上炎、眩晕、震颤、头痛头胀等心肾不交之症；肺失去肾阴的滋养，则可出现干咳、潮热、心烦失眠、口舌生疮、咽燥等肺肾阴虚之症。

补肾先要分清阴阳而后再进补

肾阴虚和肾阳虚存在着如此大的差别，所以补肾必须分清阴阳，对症下药。如果没有分清阴阳就盲目乱补，不仅达不到治疗效果，而且会越补越虚，甚至会引发严重疾病。

比如，肾阴虚的情况下内火本来就旺，如果这时再使用温热的淫羊藿、锁阳等壮阳药物，那就等于是火上浇油，会导致患者虚热内扰。相反，如果患者肾阳虚，腰痛怕冷，此时却服用一些如生地、玄参、麦冬等甘寒滋阴药物，那可谓是雪上加霜，患者同样会吃不消，阳虚症状反而加重。所以，补肾前要先辨明自己的肾虚症状是属于肾阳虚还是肾阴虚，然后再选择适合自己症状的补肾药。

肾阴虚人群宜选用六味地黄丸、左归丸等专补肾阴的代表药物，肾阳虚人群则宜服用温补肾阳的经典药物，如金匮肾气丸、右归丸等。

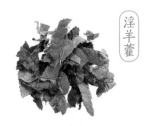
淫羊藿

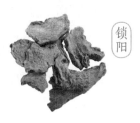
锁阳

肾阴虚、肾阳虚的判断方法

1 无论肾阳虚还是肾阴虚，通常都会有腰酸腿软、头晕耳鸣、脱发等表现。如果还伴有手心、脚心、心口烦热、潮热盗汗、口干咽燥、尿黄便干、遗精阳痿、毛发干枯脱落等症状，则多半属于肾阴虚。对肾阴虚患者来说，千万不要服用温热性质的壮阳药物，或者进食补肾壮阳类的食物，否则非但治不好病，反而会令肾阴虚的问题越来越严重。

2 与肾阴虚不同，肾阳虚患者往往有畏寒怕冷等表现，另外，还可能出现腰膝酸软、肌肉松弛、面色苍白、手脚冰凉、小便清长、尿频、性欲减退、大便稀薄等症状。肾阳虚患者切忌食用那些甘凉性质的滋阴药物和食物，否则会令肾阳虚的问题越来越严重。

当然，以上所述只能作为日常保健的参考，不能代替正规的诊疗手段。当出现肾虚问题，最好能及时到正规医院就诊，让专业的医师来诊断，并对症下药进行治疗。

补肾的误区

1. 补肾就是壮阳。生活中我们可以看到很多改善性功能的保健类药品都打着"补肾壮阳"的广告，其实这是一种误导。阳痿、早泄的原因有阴虚和阳虚之分，只有肾阳虚导致的阳痿、早泄等性功能问题，才需要"壮阳"，如果是阴虚导致的阳痿或早泄，则需要滋补肾阴。在补肾时一定要注意区分阴阳，不要盲目相信广告。

2. 盲目追求"快速起效"。是否"快速起效"是我们评价药品功效的一个常用指标，但很多时候，快速起效只是商家"吹"出来的说法。不管是肾阴虚还是肾阳虚，其表现往往是多方面的，很难在短时间内治愈，只有通过合理的药食搭配才能渐渐缓解。在治肾虚时追求"快速起效"是不切实际的。

肾阳虚，需温补肾阳

"阳气者，若天与日，失其所则折寿而不彰。"

——《黄帝内经·素问·生气通天论》

温补肾阳是治疗肾阳虚证的常用方法。

温补药物

温补肾阳的药物多是热性药物，常用药为附子、肉桂、山萸肉、熟地、云苓、丹皮、淫羊藿、仙茅等。在众多中成药中，比较常用的温补肾阳的中成药是金匮肾气丸、右归丸等。

宜食食物

在饮食上，肾阳虚患者应多吃性质温热、具有补益肾阳、温暖脾阳作用的食物，如羊肉、牛肉、鸡肉、韭菜、辣椒、肉桂等。但是，也应根据不同的症状选择食物。

阳虚便秘者

宜食既温补又通便的食物，如核桃仁、薤白、海参、海虾等。

阳虚泄泻者

宜食既温补又止泻的食物，如鲢鱼、河虾、芡实等。

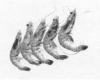

忌食食物

肾阳虚患者

忌食性质寒凉、难以消化的食物，如苦瓜、冬瓜、香蕉等。

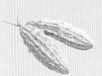

阳虚便秘者

忌食收涩止泻、可加重便秘的食物，如莲子、石榴、芡实、乌梅等。

肾阴虚，需滋补肾阴

"阳虚则外寒，阴虚则内热，阳盛则外热，阴盛则内寒……阴虚生内热奈何？"

——《黄帝内经·素问·调经论篇》

肾精亏损会导致人体内阴液的减少，如血液、汗液、唾液、精液的减少。女性经血的丢失，男子房事过度，外伤出血、大量出汗等都会造成阴虚。肾阴虚最容易导致腰膝酸软无力，眼花健忘等症状。

滋阴药物

中医治疗肾阴虚，大多采用滋补肾阴的方法，以寒性药物为主。可选用生地黄、玄参、桑葚、石斛等中药治疗。在中成药方面，比较有名的方子是六味地黄丸、左归丸等。

宜食食物

肾阴虚可以吃木耳、黑芝麻、核桃等常见食物进补，除此之外，以下食物也是很好的补肾品。

枸杞子	性平，味甘，具有补肾养肝、益精明目、壮筋骨、除腰痛的功效，久服还能益寿延年，最适合中年女性肾阴虚患者服用。	
山药	性平，味甘，为中医"上品"之药，除了具有补肺、健脾作用外，还能益肾填精。凡肾虚之人，宜常食之。	
干贝	性平，味甘咸，能补肾滋阴。	
鲈鱼	性平，味甘，既能补脾胃，又可补肝肾，益筋骨。	
栗子	性温，味甘，除有补脾健胃作用外，更有补肾壮腰的功效。	

忌食食物

肾阴虚患者应忌食辣椒、胡椒等辛辣之品，最好不要喝酒、抽烟。

病久需阴阳同补

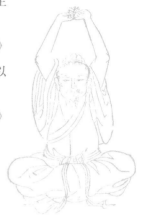

"故积阳为天，积阴为地。阴静阳躁，阳生阴长，阳杀阴藏。"

——《黄帝内经·素问·阴阳应象大论》

"阳气根于阴，阴气根于阳，无阴则阳无以生，无阳则阴无以化。"

——《黄帝内经·素问·四气调神大论》

　　阴阳是相互滋生的，无论肾阴虚，还是肾阳虚，匮乏到一定程度，就会阴损及阳，阳损及阴，甚至会形成肾阴阳两虚证。所以，不管是补肾阴还是补肾阳，都要互相兼顾。

补阳滋阴同时进行

　　善于补阳的人，会在补阳的同时佐以滋阴，阳气只有得到阴精的滋养才能够生生不息；而阴精的生化也需要阳气的推动和温煦，所以善于补阴的人会在滋阴的同时佐以补阳，这样阴精得到阳气的生化才能够源源不绝。

　　如果我们把肾看作是一口锅，而肾阴是锅中的水，肾阳则像锅下边的火，用来把水烧开。水存在锅中是没办法被身体利用的，需要借助于肾阳的温煦作用把水煮开，变成水蒸气后才能够成为其他脏腑活动的动力。如果出现肾阳虚，则火力不足，就无法把水烧开；而如果出现肾阴虚，则锅中水少，很容易被烧干。这时候就需要添柴或者加水。而如果一味补肾阳，不注意维护阴气，就是不断加火，却没有增加锅中的水量，就会加速水的蒸发，使锅中的水越来越少。

同样，如果一味补肾阴，却不同时维护阳气，则锅中的水会越来越多，但如果火仍然不足，水也无法及时烧开。理解了这个比喻，我们对于补肾阳和补肾阴时要兼顾维护阴气和阳气就很容易理解了。肾阳虚的同时会出现肾阴不足，而肾阴虚的同时也会出现肾阳的不足，犹如你中有我，我中有你一般。所以在补肾时，补肾阳的同时要滋肾阴，而补肾阴的同时也要兼顾补肾阳，这样才能够阴生阳长，水火相济。

补肾药物宜阴阳兼顾

如果身体出现肾阳虚症状时，一味食用助阳生热的温热药物，就会造成燥热伤阴，引起肾阴的亏虚。而如果身体出现肾阴虚症状时单纯食用甘寒的滋阴药物，又会因过于寒凉而伤及阳气，引起肾阳亏虚。这样的结果只能是两败俱伤，最终阴阳两衰。

反之，如果能够在使用温热的助肾阳药物时适当添加一些滋肾阴药，就能够既补肾阳又不助火伤肾阴，从而起到阳生阴长的作用。同样，在使用甘寒的滋肾阴药时适当辅以助肾阳药，就能够防止过寒而伤肾阳，从而使阴得阳助。二者辅助，补益作用能够得到加强，药物的功效也就更显著。

> 补肾阳的中成药，主要有金匮肾气丸、济生肾气丸、四神丸、右归丸等。
> 而补肾阴的中成药则有六味地黄丸、麦味地黄丸、河车大造丸、左归丸、大补阴丸等。

但是，不管是补肾阳还是补肾阴，都需要在专业医生的指导下服用，不宜擅自随意服用。需要强调的是，中成药多为丸药或胶囊，作用缓和，需较长时间服用才能起到良好效果，尤其是肾虚者，更要长期治疗才行。

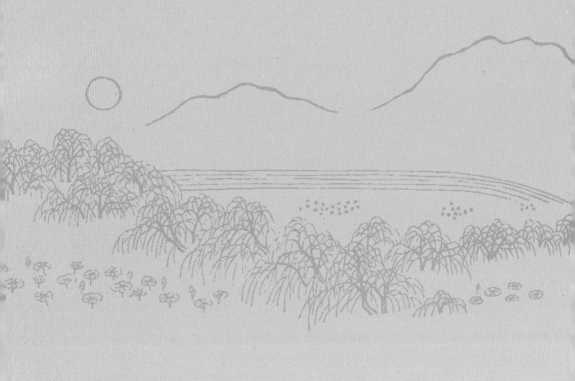

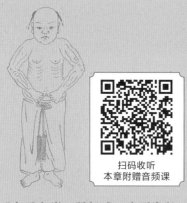

"女子七岁，肾气盛，齿更发长；二七
而天癸至，任脉通，太冲脉盛，月事
以时下，故有子；三七肾气平均，故
真牙生而长极……"

《黄帝内经》教你
按生命周期养肾

　　《黄帝内经》告诉我们，人类有自己的生命周期。按照男女不同的生命周期来养肾，就可以有效滋养"生命之本"——肾。生命之本受到滋养，自然也就会帮助机体健康运行，从而达到防病强身的目的。按照生命周期养肾，效果竟然如此神奇，那还等什么呢？我们马上来看看吧！

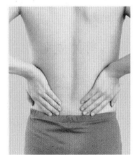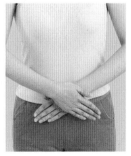

男子生命节律8年一变

"丈夫八岁，肾气实，发长齿更。二八，肾气盛，天癸至，精气溢泻，阴阳和，故能有子。三八，肾气平均，筋骨劲强，故真牙生而长极。四八，筋骨隆盛，肌肉满壮；五八，肾气衰，发堕齿槁；六八，阳气衰竭于上，面焦，发鬓斑白；七八，肝气衰，筋不能动；八八，天癸竭，精少，肾脏衰，则齿发去，形体皆极。"

——《黄帝内经·素问·上古天真论》

    《黄帝内经》以八年为一个周期来划分男人的生命阶段。男子到了8岁，肾气开始充实，头发长长，牙齿开始更换；16岁时，肾气逐渐强盛，生殖之精成熟，具备了生殖能力；24岁时，肾气充实，机体各方面发育成熟，筋骨强劲，牙齿长齐；32岁时，肾气之盛达到了顶点，肌肉结实，体力最强；40岁时，肾气开始由盛而衰，头发脱落，牙齿松动；48岁时，头发开始变白，面部开始苍老；56岁时，肝气衰弱，筋骨失却力气；64岁时肾精也开始衰少了，头发脱落，标志肾的进一步衰弱。

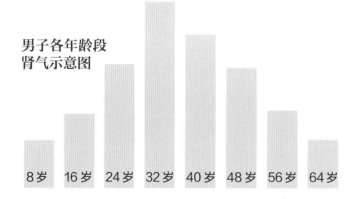

男子各年龄段
肾气示意图

| 8岁 | 16岁 | 24岁 | 32岁 | 40岁 | 48岁 | 56岁 | 64岁 |

男孩从小肾气旺，日后身体就强壮

    肾气是人体生长发育的原动力。对于男性而言，小时候肾气旺盛，可以为一辈子的健康奠定良好的基础。

    一般情况下，男孩从8岁开始，头发就会快速生长，原因就在于此时肾气开始日渐充实。反之，如果男孩长到8岁，头发依然发软、稀少，那多半是肾气没有充实的缘故。这种情况下，孩子就需要注意补肾气了。

除了头发之外，8岁的男孩也已到了换牙的年龄。如果此时尚未开始换牙，又或者换出的恒牙不够整齐，也可能是肾气不充实所致。这样的孩子也应当注意补充肾气。

中医认为，肾在志为恐。当肾气充实时，男孩就会胆子大，爱淘气，精力充沛。生活中很多父母认为这种孩子不省心，有时甚至因为孩子的淘气而抓狂。其实，这种表现表明孩子肾气充足。如果这个年龄的男孩总是表现得畏缩、怯懦，则很可能是因为肾气不足所致。

孩子肾气不足如何补

如果男孩出现肾气虚弱的表现，该如何给孩子补充肾气呢？

食补法

让孩子多吃补肾食物，例如羊肉，羊肉有补虚劳、益肾气、助元阳的作用，肾气不足的孩子可适当食用。另外，头发稀软的男孩可适当吃黑芝麻或核桃仁，这两种食物可补肝肾、益精血、乌发润肌，经常食用，有助于强健骨骼，坚固牙齿，乌黑头发。

按摩法

可以给孩子适当按摩腰部。中医认为，腰为肾之府。父母常给孩子按揉腰部，可暖腰补肾，缓解疲劳。对于体质差、发育慢的孩子，父母把双手搓热后盖在孩子腰部，轻轻按揉，此法可增补肾气，有利于孩子的发育。

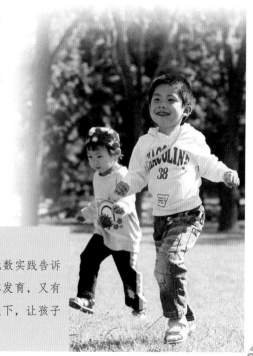

运动法

运动是最廉价、最有效的补肾方法。无数实践告诉我们，适量的运动既能强健体魄、促进身体发育，又有一定的健脑作用。所以，在保证安全的前提下，让孩子们尽情地玩去吧！

青春期补肾气，身材挺拔长得高

男孩都希望自己身高体壮，有男子汉的昂扬气概。但是，如果肾气不足，就很难实现这个愿望了。肾气充足是生长发育的重要基础。处于青春期的男孩也需要适当地增补肾气，从而长得更高，长得更挺拔。

女孩发育往往早于男孩，当女孩14岁时就已发育为亭亭玉立的少女，而男孩则从16岁才开始迅速发育。虽然男孩的发育晚于女孩，但若肾气充足，往往可以在身高上超越女孩，发育得骨骼粗壮，体态挺拔。反之，如果肾气不足，不管是男孩还是女孩骨骼生长都会受到影响，从而影响长高。

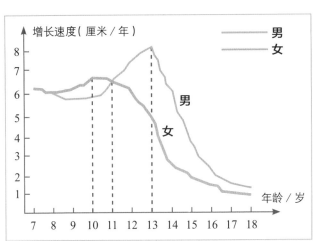

现在的孩子通过电视、网络或其他传播渠道，对异性的神秘感大多消失，如果这时缺乏对性的正确认识，又不懂得节制自己，就可能出现偷尝禁果或过度手淫的情况，导致肾精受损。肾主骨生髓，若肾精不足，骨骼生长自然就会受到影响，当然也就会影响身高了。

在这种情况下，父母要想让孩子长得身材挺拔，身高体壮，那就要注意让孩子戒除不良的习惯，补养肾气。至于补养肾气的方法很多，比如饮食、按摩、运动等。

饮食 在饮食上，可服用益智仁粥。取益智仁5克，捣成碎末后，与淘洗干净的50克粳米熬煮成粥，开锅后加入盐，调匀后再稍煮片刻，粥熟即可食用。此粥可温补肾气，适合青春期的男孩食用。

按摩 经常按摩足底，可刺激肾经气血流通，进而提升肾气。青春期的男孩在睡前按揉足底，有很好的保健强身作用。

运动 可多参加运动，多做引体向上。由于人的关节、筋骨的运动受肝肾的支配，练习引体向上，可以舒展筋骨，活动关节，促进肝肾强健，对锻炼男孩的身姿很有用。除此之外，青春期的男孩还可以通过跑步、打篮球、踢足球、打排球等运动来提升身体素质，促进生长发育。

"四八"男人筋骨壮，养生重在强肾精

《黄帝内经·素问·上古天真论》中说，男人"四八，筋骨隆盛，肌肉满壮"，意即32岁的男人发育到了生命的巅峰状态，此时肾气已达最高峰，充盈全身各处，且筋强骨壮，肌肉健美，正是生育的最佳年龄。

关于男人的生育年龄虽然没有明显的界线，但男人最佳生育年龄是24~32岁。因为这一时期是男人肾精最为充足的时候，是生育的最佳时期。

在肾阳的作用下，肾精转化为肾气，维持着机体的正常生殖功能。《黄帝内经·素问·上古天真论》认为，有的人之所以年老而有子，是因为他肾气旺盛。如若肾气不足，在生殖方面会表现为精子活力降低，甚至出现弱精症。因此，对于32岁以上的男人，可以通过一些养生方法来补养肾精，从而有利于保持正常的生育能力。具体做法包括：

经常按摩腰部

方法很简单，就是将手掌按于腰后，用合适的力度上、下按摩腰部，直到感觉温热为止。这个方法可以促进腰部气血流通，增强肾气，从而补肾益精，提高男人的生殖功能。

重视饮食调养

黑色入肾，如木耳、黑豆、紫菜、海带、黑米等黑色食物都是补肾的好选择。

要多跑步

"四八"时期的男人大多工作忙碌，很容易忽略运动，而多跑步能够促进气血流通，有助于增补肾气。特别是在天气晴朗时，应该经常到户外活动，多晒太阳。通常来说，经常运动的男人体力好，身体强壮，也有助于生育。

但需要注意的是，"四八"时期是男人一生中阳气最盛的时期，这时，维持阴阳平衡至关重要，在补阳的同时也要滋阴，如此才可达到强肾健身的目的。

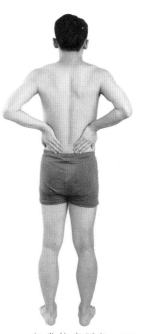

经常按摩腰部，可促进腰部气血流通，增强肾气，提高性功能。

女子以 7 岁为一个周期

"女子七岁，肾气实，齿更发长；二七而天癸至，任脉通，太冲脉盛，月事以时下，故有子；三七，肾气平均，故真牙生而长极；四七，筋骨坚，发长极，身体盛壮；五七，阳明脉衰，面始焦，发始堕；六七，三阳脉衰于上，面皆焦，发始白；七七任脉虚，太冲脉衰少，天癸竭，地道不通，故形坏而无子也。"

——《黄帝内经·素问·上古天真论》

  《黄帝内经》将女子的生命阶段以7年为一个周期划分。女子到了7岁的时候，肾气逐渐旺盛，开始换牙，头发也开始变得茂盛；14岁时，肾气更加旺盛，月经开始出现，表明女性已经具备生殖能力；21岁时，肾气更充足了，智齿开始生出；28岁是女子最强健的时候，筋骨也坚强，头发也最浓密；35岁时，正所谓盛极则衰，女性的身体状况开始下降，面色开始变得憔悴，头发也开始脱落，头发的脱落表明肾气开始衰弱；42岁，面容十分憔悴，头发也开始变白。49岁的时候，肾气已经很虚了，精血都衰少了，开始失去生育能力。

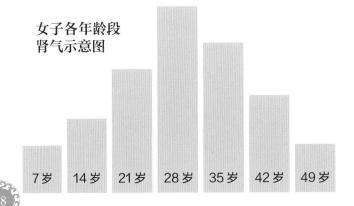

女子各年龄段肾气示意图

| 7岁 | 14岁 | 21岁 | 28岁 | 35岁 | 42岁 | 49岁 |

从小补肾，为女人一生的健康、美丽奠基

很多女性认为，只有男人才需要补肾，女性根本没必要补肾。其实，这种看法是片面的。无论男女，在生命的进程中，肾都起着非常重要的作用，女性同样会肾虚，也需要补肾。

肾精不足影响女孩的发育

肾精是人生命活力的来源。如果肾精不足，人就会失去活力。而对于小女孩来说，如果肾精不足，就可能出现尿床、头发萎黄稀少、筋骨痿弱、发育迟缓、长牙晚等情况，身体的发育明显迟于同龄的小孩，甚至出现智力低下。

女人不同阶段的肾虚表现

少女时期：肾虚会导致月经初潮迟迟不来。

青年时期：肾虚会导致月经失调、乳房干瘪、脸色晦暗、头发枯脱、腰腿软、性欲淡漠、阴道干涩，甚至不能怀孕或容易流产。

中年时期：肾虚后不仅会出现以上症状，还可能会过早绝经。

补肾靠饮食

为了帮助孩子补养肾中精气，首先要帮孩子改掉挑食的坏习惯，这会让孩子一生受益。很多小女孩有挑食的毛病，总是这不吃那不吃，父母往往很娇宠，也不勉强，这样很容易造成孩子肾精不足、体质虚弱；《黄帝内经·素问·金匮真言论》中有"北方黑色，入通于肾，开窍于二阴。藏精于肾，故病在溪。其味咸，其类水，其畜彘，其谷豆"的说法，可见猪肉和豆类都是很好的补肾食物。女孩子适当多吃，能补肾填精，增强体质。

需要注意的是，女孩子一定要少吃冷饮。现实生活中，很多小女孩爱吃冰激凌、喝冷饮，而这对于肾阳的伤害是非常大的。即使是在夏天，女孩子也要少喝冷饮，少吃冰激凌等冷食。

现如今，女性承受着和男性同样的工作压力和社会压力，再加上来自家务的压力，因此更容易出现肾虚。可以说，肾的健康与否，直接关系着女性的健康状态。女人要想一生健康美丽，就要从小注意补肾。

补益肝肾，让黄毛丫头变成美少女

生活中，年龄幼小的女孩头发往往发黄且比较柔软，于是经常有人把年幼的女孩叫做"黄毛丫头"。很多人认为，这些小女孩的"黄毛"只是由于年纪小所致，长大了就变黑了。其实，这种想法是错误的。

中医认为，小女孩之所以头发黄，是由于幼年时期肝肾气血不足所致，只要通过补益肝肾，就可以让小女孩的头发乌黑亮泽，从"黄毛丫头"变成"美少女"。

《黄帝内经·素问·六节脏象论》中说"肾者……其华在发"，《黄帝内经·素问·五脏生成篇》也有"肾之合骨也，其荣发也"的说法。可见，保证肾气的充盈，是拥有一头乌黑浓密头发的关键。换言之，如果肾的精气充足，就能够显露在头发上，表现为头发浓密亮泽。

常吃一些具有补肝肾、益气血作用的食物

黑芝麻、黑豆、桑葚等就有补肝肾、益气血的作用。《黄帝内经·素问·金匮真言论》中有"黑色入通于肾"的说法，就是说黑色食物都有补肾的功效。当然，在食用补肾食物的同时，还一定要进食补血食物，如菠菜、猪肝、大枣等，这样一来，肾精充盈，血气充足，头发自然不会差。

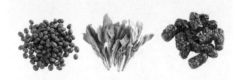

经常梳理头发

常梳理头发，能够促进头部的气血运行，从而使头发得到气血的濡养，变得浓密而亮泽。梳头时不要使用齿太密的梳子，也不要使劲拉扯头发。

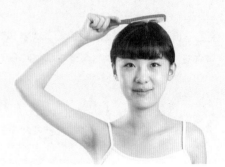

总而言之，只要平时能够从以上方面多加注意，使肝肾得到滋养，那女孩就会拥有一头乌黑亮泽的头发，当然也就可以从昔日的"黄毛丫头"出落为美少女。

"二七女子"天癸至，"四七女子"当生育

女性的肾气从幼年起日渐充盈，生长到"二七"时期，肾气逐渐旺盛，在肾气的鼓动下，生殖机能发育成熟，即《黄帝内经》所说的"天癸至"，这时女性就会来月经。来了月经，也就意味着女性具有生育能力了。但是由于此时机体尚未发育完整，因此还不宜受孕生子。

天癸是促进机体生长、发育、生殖机能以及维持女性月经、怀孕所需的一种物质。这种物质会随着女性年龄的增长而盛衰，到"四七"肾气最充盈最旺盛；到了老年肾气衰弱时最低下，以至于"天癸竭"，出现绝经，也就意味着女性失去了生育的能力。可见，女人能否"有子"与"肾气""天癸"有着紧密的联系。

天癸来源于先天之精，受后天水谷精微的滋养而逐渐充盈，藏于肾，并随肾气的生理消长而变化，与女子的月经及受孕密切相关。因此，肾虚就会导致天癸不足，导致女性出现月经不调或闭经，进而造成不孕。

正常情况下，随着年龄的增长，女性到"四七"时身体生育力最旺盛，因此，"三七"到"四七"之间是最佳的生育年龄。如果过了"四七"再要孩子，很可能因为肾气不足，天癸失调，月经不规律而影响受孕及优生。

中医讲究"法天道"，也就是说人要按照天道，也就是自然的规律来办事。因此，女性最好在肾气充盈之时生育，这时不仅易受孕，而且生出来的宝宝先天之气充盈，可以为日后的健康体质打下良好的基础。

为了保证肾气充盈，便于受孕生子，女性就要适当地多吃可以补肾的食物，这对于补养肾的精气非常有帮助。此外，女性要养成规律的生活习惯，按时吃饭、保证睡眠、劳逸结合，这样才能够使肾气充盈，精力旺盛，也有利于受孕生子。

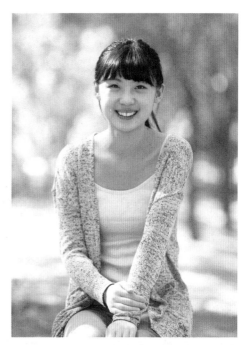

女性在"四七"时肾气最充盈最旺盛，身体生育力最旺盛，是最适合生育的年龄。

男子 40 正是补肾时

"年四十，而阴气自半也，起居衰矣。"
　　　　——《黄帝内经·素问·阴阳应象大论》

　　40 岁是男性的一个关键转折点。一般来说，40 岁的男人在事业上处于黄金阶段，然而在生理上，肾精却逐渐衰退了，性能力也有所下降，并开始出现一些阴阳两虚的表现。这是为什么呢？《黄帝内经》说："年四十，而阴气自半也。"这句话的意思是说，男人从 40 岁开始，肾中精气就衰减了一半了。

男人 40，保肾如保命

　　俗话说："男人四十一枝花。"但从人体的生命周期来看，40 岁的男性身体已经开始变差了。正如《黄帝内经》所言："五八肾气衰，发堕齿槁。"就是说男人到了 40 岁时，会逐渐出现掉头发、牙齿松动的现象，这其实是肾气日渐衰退的表现。

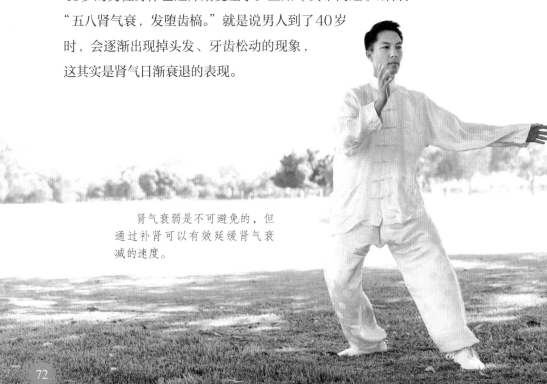

肾气衰弱是不可避免的，但通过补肾可以有效延缓肾气衰减的速度。

男人40岁后，肾精明显衰退，生殖能力也会随之下降。实际上，从"四八"开始，肾精已经开始逐渐减少了。肾除了主生殖外，也是维持机体生长发育及寿命的重要脏腑。因此要益寿延年就必须像养命一样保肾固本。

防止过度劳累、用脑过度

对于"五八"男人来说，他们是家里的顶梁柱，是单位的主力军；他们是父母的儿子，也是儿女的父亲。在不同的环境中，"五八"男人承担着各种不同的角色，生活、工作的压力往往会很大。腰疼背疼、失眠多梦、思虑重等是这个年龄段的男性经常出现的症状，如果这些症状长期得不到缓解，就会损伤肾精，加速衰老，导致身体越来越差。故"五八"男人平时一定要防止过度劳累，过度用脑。只有这样，肾精充足，身体才会健康无恙。

要积极治疗慢性病

"五八"左右的男人，身体状况大不如前，诸如高血压、糖尿病、高血脂等慢性病会接踵而来。这些慢性病大多为肝肾阴虚所致，要积极地治疗和调养，避免加速肾气的损耗。

节欲

古人说"年四十者，十六日一泄"，就是说40岁以后的男人最好两周进行一次性生活，不可过频，以免损伤肾精。正如《黄帝内经·素问·上古天真论》中说："今时之人不然也，以酒为浆，以妄为常，醉以入房，以欲竭其精，以耗散其真，不知持满，不时御神，务快其心，逆于生乐，起居无节，故半百而衰也。"大意是说毫无节制的房事，纵欲无度，性生活过频，最终就会导致肾精的耗竭，导致男人年过半百就开始衰老。其实，这个道理很简单，人人都懂，谁都知道长期纵欲会损耗精气，伤害身体。这就要求平日注意节欲，从而有效地保肾固本。

常吃一些营养丰富的粗粮以及能改善性腺功能的食物

要常吃鱼虾、韭菜等食物。此外，多吃些新鲜果蔬，其中所含的丰富维生素可以帮助清除体内的氧化物，同样能够延缓衰老。

"六八""七八"日渐衰，补肾强肝是重点

对男人而言，走过了身强力壮的青壮年期，"四十一枝花"的中年期，就进入面焦鬓白的"知天命"期。

"六八""七八"日渐衰

正如《黄帝内经·素问·上古天真论》所言："六八，阳气衰竭于上，面焦，发鬓斑白；七八，肝气衰，筋不能动；八八，天癸竭，精少，肾脏衰，则齿发去，形体皆极"。这个时候的男人，脸上开始出现皱纹，头发也慢慢变白，开始出现衰老的迹象。

补肾强肝最重要

这个年龄段的男人，不仅肾精开始衰减，肝气也开始变弱，筋骨失去力气，导致肝肾两虚的状况出现，具体表现为面色发黄，皮肤松弛，看上去没精神，失眠乏力等。所以，这个时候养生的重点应该放在补益肝肾上。

1 多吃具有补益肝肾作用的食物。在饮食上，应少吃肥肉和油炸食品，多吃猪肝、猪腰子、栗子、核桃、花生、黑豆、枸杞等具有补肾强肝作用的食物。

2 劳逸适度，养肝保精。在工作上，这个年龄的男人就不要再逞强了，能休息的时候就主动休息，不要过于劳累。在情绪上，不要过度悲喜，更不要愤怒，否则会伤肝。

3 忌随意吃壮阳药物。到了这个年龄，男性的生殖功能开始慢慢退化。对此，有很多男性害怕"老得太快"，便经常吃些壮阳的保健品。其实，这种做法很容易导致身体出问题。

4 按摩抗衰固肾气。除了要从心里接受衰老的这个事实外，还可以通过按摩穴位来延缓衰老。如经常按揉或艾灸关元（在正中线，肚脐下3寸的地方，参见149页）、气海（位于正中线，肚脐下1.5寸，参见150页）、太溪（在脚内踝后缘的凹陷当中，参见142页），可以起到壮元气、固肾气的作用。

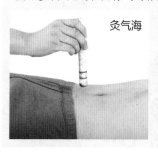

灸气海

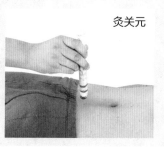

灸关元

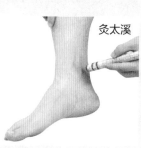

灸太溪

比吃药还灵的两大补肾法

肾虚，主要表现为头晕耳鸣、心慌气短、腰膝酸软、盗汗乏力等，而要想养肾补虚，除了适量进食补肾食物外，就没有简便易学的补肾方法了吗？当然有，以下两个补肾的方法就非常有效。

提肛法

所谓提肛法，就是有意识地把肛门括约肌提起，如同在排便时强行忍住的状态。由于古人说话很含蓄，他们将排便之处称为"谷道"，将排尿之处称为"水道"，故提肛法又叫"撮谷道"。

提肛法非常方便，不分时间和地点，无论是早上起床时，还是大小便时，只要你想做，就可以随时做，什么姿势下都可以做。

首先，全身放松，将注意力集中于会阴、肛门之处，然后，随着呼吸把肛门一紧一松，一提一放；吸气时肛门收缩上提，呼气时放松，如同我们平时忍住大便一样。当你想大便却找不到厕所时，是不是要提紧肛门，那个状态就是这个方法。刚开始做时可以每天做两组，每组20次，以后逐渐增加到每天两组，每组75次。只要长期坚持做，此法可起到补肾固精的作用。

咬牙叩齿法

咬牙叩齿法，顾名思义，就是咬住牙、对住齿的状态。具体做法是：双唇紧闭，屏气咬牙，上、下齿紧紧合拢，然后用力一紧一松地咬牙叩齿，如此紧紧松松反复数十次。咬牙叩齿法也叫叩齿吞津锻炼法，这是传统中医养生里的一种简易补肾法，同时也是一种保健牙齿的方法。

女子 35 肾精必须补

"五七阳脉衰，面始焦，发始堕。"
　　　　——《黄帝内经·素问·六节脏象论》

　　肾中精气充足，可温煦、濡养其他脏腑，使脏腑达到阴阳平衡，人就会唇红齿白、面有光泽；而肾中精气衰弱，则脏腑无法得到充分的濡养，人就会面容失色、头发变白。对于女性而言，35岁是一个非常重要的节点。因此，女性在35岁之后，要想留住青春容颜一定要及时补肾。

35 岁之后，养肾是最好的美容方法

　　对女性来说，从35岁起，肾气便会由极盛转为衰弱。女人的肾是美丽的发动机。肾具有藏精、生髓、滤毒、调节四大功能。肾健康，女人就朝气蓬勃，健康美丽；肾衰竭，女人就萎靡不振，面色暗淡。其实，"男怕伤肝、女怕伤肾"这句俗语早已经表明了女性补肾的重要性。

　　这个时候，有些条件较好的女性开始去美容店，以期留住青春容颜。事实上，这种通过面膜、面霜等美容产品从外部进行"补水"的概念只是治标不治本。肾是主管水液代谢的，当女人肾气或肾之精血不足时，水液就无法布达并濡养全身，这就会导致皮肤干燥。所以说，女人因皮肤干燥而显得憔悴大多是因为其自身的肾气或肾精亏虚了。

　　找到了问题的根源，解决起来就容易多了。既然肾虚可以导致皮肤干燥，那么补肾就是很好的保持皮肤润泽的手段。

每天坚持运动

运动也能补肾。因为运动能强健骨骼，而"肾主骨"，所以在运动时也可以达到补肾的目的。

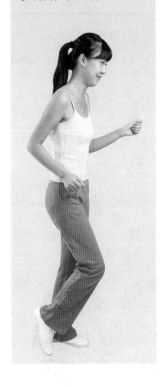

食补

补肾有很多途径，首先是食补。我们提倡多吃黑色食物，如黑豆、黑芝麻、黑米等。中医五行理论认为，五色配五脏，而黑色恰好入肾，黑色食物大多有补肾的作用。

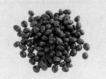

中草药

补肾的中药有很多，如大家熟知的枸杞子、熟地、冬虫夏草、肉苁蓉、锁阳等；在中成药方面则有六味地黄丸等。

养肾的根本在于饮食和起居，保证适当进食具有补肾效果的食物以及有规律的起居，可以有效养肾，留住美丽容颜。

但需要注意的是，女性补肾也要分清补肾阳和补肾阴。肾阴虚表现为形体消瘦、月经稀少、眩晕耳鸣、腰膝酸软、潮热盗汗等，这种情况下可服用六味地黄丸；肾阳虚表现为浮肿、怕冷、神疲乏力、夜尿多、性欲减退甚至不孕，这种情况下则可以服用金匮肾气丸。

35 岁以上女性在饮食和起居上的注意事项

1. 早睡早起，不要熬夜。
2. 不要过分劳累。
3. 注意适度锻炼。
4. 饮食注意营养的搭配，多食用补肾益精的食物。
5. 吃饭时宜搭配水果。
6. 睡前轻轻按摩面部皮肤，这比敷任何面膜都有效。

女人40，肾气、胃气一起补

对于40岁以上的女人来说，容颜渐衰不是由于某一个器官所致，而是多个脏腑精气不足所致。因为机体能够维持正常的生命活动，是五脏六腑共同作用的结果，一旦某个脏腑气血不足，机体就无法达到阴阳平衡，就会逐渐衰老。

胃是气血生化之源，一旦胃气不足，机体就没有了充足的营养来源。40岁以上的女性，身体开始渐渐衰老，这与肾气和胃气不足密切相关。

肾气

肾气是人体的动力之源，肾气充足，能够温煦和濡养其他脏腑，人体脏腑才能维持正常的功能。如果肾气衰弱，其他脏腑机能衰退，人的面容就会失去光泽，头发变白。

胃气

胃是机体所需"能源"的主产地。《黄帝内经·灵枢·五味》记载："胃者，五脏六腑之海也"，就是说胃是五脏六腑和机体运行所需能量的供给者。

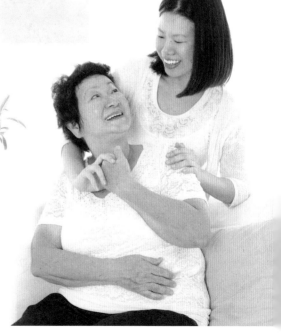

肾为先天之本，胃是后天之本，二者同补，才能从根本维护身体健康。

女人养好肾，绝经后也能光彩照人

女人 49 岁后，就会逐渐进入绝经期。中医认为，女性绝经是由于年龄增长，肾虚日渐明显，导致激发月经产生的物质天癸缺乏，体内主管月经与生育的任脉与冲脉的经气虚衰，不能充盈所致。

绝经意味着生育能力的丧失和更年期的到来

绝经即月经的终止，意味着女性就此失去了生育能力。有的女性由于绝经期的到来会出现失眠、潮热、汗出、烦躁等更年期症状。

绝经影响着脏腑功能的正常发挥

绝经带来的生理和心理问题会使脏腑的正常功能受到影响，导致机体衰老。在这种情况下，女性就要补充肾精，调理任脉和冲脉，保持任冲二脉经气的充盛，以延迟绝经期的到来。

绝经对于女人而言，意味着衰老的来临

女人一旦绝经，衰老就会快速到来，这对于女人来说是一件沉重又无奈的事情。这个时候，他们要面临生理和心理上的双重考验。生理上，任脉、冲脉的衰弱会让女人的子宫日渐萎缩，进而出现阴道干涩、腰酸背痛等更年期症状，月经的停止还会让她们的皮肤日渐暗淡、皱纹丛生；心理上，对于衰老的种种顾虑和身体代谢失调带来的机能衰退，会让她们的情绪变得抑郁或烦躁易怒。

如何延缓绝经期的到来

要想避免绝经期提前到来，甚至延迟绝经期，平时就要多吃有补肾功效的食物，如羊肉、韭菜、虾、黑芝麻等。这些食物能够补肾益精，对于延缓衰老大有裨益。

平时经常按揉腹部也有利于补充肾精。因为任脉、冲脉都起始于子宫，而子宫就在人的小腹。进入绝经期的女性经常出现小腹发凉、发胀的情况，就是因为任脉、冲脉气血衰弱所致。通过按揉腹部，可以温暖子宫，促进气血流通，这对于调理任脉、冲脉非常有作用。

坚持调理任脉、冲脉，补足肾精，进入绝经期的女性也可以挽救日渐衰老的容颜，重新焕发成熟迷人的魅力之光。

扫码收听
本章附赠音频课

"人之血气精神者，
所以奉生而周于性命者也。"

《黄帝内经》养肾之根本：
养出"精、气、神"

"精、气、神"是人进行生命活动的根本，对保持和恢复人体健康、维持人体正常生理活动有着十分重要的作用。自古就有"天有三宝日月星，地有三宝水火风，人有三宝神气精"的说法。"精、气、神"三者其实是一个不可分割的整体。精藏于肾，是生命的物质基础；气有赖于肾精的化生，而气的推动及气化功能又是后天之精生成，是滋养先天之精的动力；神是精气充足的表现，精气充盛，精神才能饱满。而三者皆与肾密切相关。因此要想养出"精、气、神"，就必须养好肾。

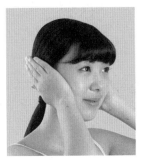
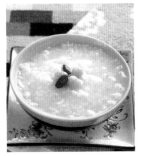

精、气、神是维持生命的动力

"人之血气精神者，所以奉生而周于性命者也。"

——《黄帝内经·灵枢·本藏》

《黄帝内经·灵枢·本藏》中说："人之血气精神者，所以奉生而周于性命者也。"意思是说，机体精、气、神相互为用，奉养形体，而且运行于全身维护生命，是养护生命的根本所在。

精、气、神是养生的核心

养生就是养命，而"精、气、神"就是养命的根本。《黄帝内经》指出，"精、气、神"皆出于肾，"精"是"神"之所，有"精"才有"神"，故"积精"才可"全神"。一旦伤了"精"，"神"就失去了赖以存在的物质基础。也就是说，"精"为体，"神"为用。

其实，"精"不仅是"神"的物质基础，它还是"气"之母，《黄帝内经·素问·阴阳应象大论》说"精化为气"，有"精"才有"气"。此外，"气"又能反过来生"精"，"气"的推动及气化作用是后天之精生成的重要动力。饮食水谷之精微物质以及从自然界吸入的清气在"气"的推动及气化作用下，转化为后天之精，并不断地充实滋养先天之精。可见如果没有"气"的作用，"精"就无法化生出来。

总之，"精"是人体生命活动的基础，"气"是人体生命活动的动力，而"神"则是人体生命活动的体现。三者之间具有相互滋生助长的内在联系。人的健康长寿，与精、气、神的状态息息相关。

精，构成生命最基本的物质

简单来说，精就是人体赖以生存的精微物质，如果把人比做房子，把骨肉血脉等组织比成砖瓦的话，那么精就是制造砖瓦的土石，精充足，砖石就结实，那么房子就建得牢固，人也就体健寿长。反过来说，精衰少，人体就会衰弱，生命活动也就显得动力不足了。

精的盛衰还会影响人的大脑。精生髓，而脑为髓之海。在长时间的劳累之后，精衰减，思维会变得迟钝，记忆力下降，识别能力降低。肾精亏虚的老人多数会患老年痴呆症，也是这个道理。因此，要想保证大脑的健康灵活，就要注意保精。

那么，怎么做才能保精呢？

保精，其实就是养肾。作为藏精的器官，肾于生命的功能是极为重要的。《黄帝内经》说，"肾者主蛰，封藏之本，精之所处也。"

具体来说，养精可从三方面来进行，一是节制房事，二是劳逸结合，三是调节饮食。

节制房事	劳逸结合	调节饮食
精为生命的根本，而纵欲耗精。如果不节制房事，就会使得精气亏损，精疲力竭，会让机体未老先衰，疾病丛生，甚至夭折。	唐代医学家孙思邈说："养性之道，常欲小劳，但莫大疲。"也就是说，要想长寿延年，就要掌握好活动的度。不是不活动，但也不要过度活动。	食物之精被人体吸收后转化为基本的生命物质，正所谓"安身之本，必资于食。"只有保证人体营养足够，才能够延年益寿。

总之，保精工作做得好，才能让身体处于比较健康的状态，肾中的精外泄太多的话，人就会身体虚弱。所以我们说"善养生者，必保其精"。

气，维持生命活力的能量

俗话说"人活一口气"。气是生命活动的动力和源泉，其中起主导作用的是肾气。肾气支撑着其他脏腑之气的正常运行，肾气充足，则其他脏腑之气就有了充足的动力源，就可以维持各脏腑的营运，进而调和机体之气，让各个部位发挥正常功能，从而"百病不生"。

金元时期的医学名著《脾胃论·省言箴》记载："气乃神之祖，精乃气之子，气者精神之根蒂也"，如果可以"积气以成精，积精以全神，必清必静，御之以道"，就能达到延年益寿的效果。

《黄帝内经·素问·举痛论》里说："余知百病皆生于气也……恐则气下，惊则气乱。"大意是说，人之所以生病，大都与"气"有关，尤其是惊恐最易伤肾气。人受到严重的惊恐刺激后，可能会二便失禁。这是因为肾主二便的固摄，恐伤肾气，使固摄功能失常，导致二便失禁。其实，不仅惊恐刺激，其他剧烈的情绪变化也会影响脏腑之气的运行。

对生病的人来说，如果肾气没有受损，虽然病重也不会危及生命，因为各个器官仍能正常发挥功能，身体自然会慢慢痊愈。如果肾气大伤的话，即使不严重的疾病也可能引起严重的后果，因为"肾气"受损在某种程度上就意味着整个脏腑功能的紊乱，一处乱则处处乱，由此机体的生命活动就会受到干扰。

总而言之，只有养护好"气"，保护好人体生命的原动力，机体才会健康无恙。

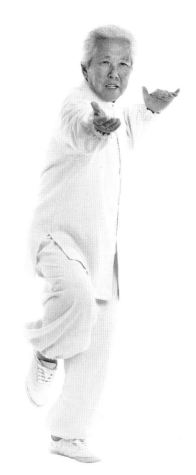

肾气充足，则身体各部位功能正常，而百病不生。

神，生命活力的体现

"神"可以说是与生俱来的，当男女的先天之精化为生命之时，"神"也就存在了。

"神"是生命活力的表现，是生命的基本特征，当然也可以说，"神"是精和气的表现。一个人如果精气充沛，精神就能饱满。我们常说"这个人很精神"，就是在形容一个人从内到外都很健康，很有活力。

那一个人如何才能做到健康有活力呢？很简单，就是要养好肾精、肾气。肾精、肾气充足，则其外在的表现"神"就会显得既健康又有活力。

养好精、气以强神

在中医里，"神"可以统领精和气，反过来，精和气如果不足也会影响到"神"。所以，通过养精、养气可以达到养神的目的，而通过养神也可以反过来养精、养气。

养德以养神

要养好"神"，人们还必须重视养"德"。孔子说"大德必得其寿"，就是说品德好的人必然会长寿。要想延年益寿，就得把品德修养放在首位，多做善事，正如古人所说："始知行义修仁者，便是延年益寿人。"

总而言之，神的活动依赖于精、气的充足，而精、气的充足则依赖于肾的机能强健，归根结底还是要养好肾，肾强壮了，精、气、神就有了充足的保障。

养性以养神

除了养肾精、肾气以强神外，还可以通过"养性"来养神。《黄帝内经》一开篇就说"精神内守，病安从来""神安则延寿，神去则形散"，就是告诫人们伤神会导致身体的损伤，因此要注意安神、养神。

说到这里，相信大家都能够更加深刻地认识到，要想真正保证身体健康，除了从饮食、运动等方面来保证气血供应外，还要修炼自己的胸襟和气度，不为小事而引起情绪波动。

道家学派创始人老子认为，养神的关键在"静"，而"静"的关键则在恬淡无为、少思寡欲。就是说只要让内心平静，少些欲望，就可以养神，从而延年益寿。

养足精、气、神，活到天年不是梦

"天之在我者，德也，地之在我者，气也。德流气薄而生者也。故生之来谓之精；两精相搏谓之神。"

——《黄帝内经·灵枢·本神》

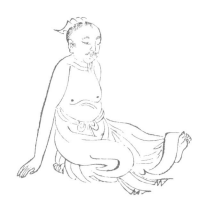

　　"精、气、神"是维持生命的三个要素，同时也是生命和健康的三大法宝，只有养足了精、气、神，才可以延年益寿活到天年。

精、气、神不足，生活没精神

　　我们平时养生养的是什么呢？就是养精、气、神。历代中医养生家都认为，精充、气足、神全乃是健康的保证，而精亏、气虚、神耗则是机体衰老的原因。

精、气、神
互相依存

　　"精"是营养物质，"气"是能量，而"神"是心理与生理活动的主宰。精、气、神三者互相依存，互相为用，盛则同盛，衰则同衰。

补足"精、气、神"，当从补肾下手

中医指出，气和神都依赖于肾精的化生，也就是说，只有肾精充足了，气和神才能保持充盈。不管是气虚还是神乏，归根结底都是精亏所致。补足肾精，就能够全面改善精亏、气虚、神乏所造成的各种虚弱症状，让人重新充满活力。

要想补足精、气、神，就得从补肾着手。

按摩

按摩涌泉穴可以起到很好的补肾作用。涌泉穴是肾经的起始穴，也是肾精精气之源。经常按摩涌泉穴，有益精补肾、强身健体、防止早衰的作用，而且可改善肾虚引起的眩晕、失眠、耳鸣、头痛等症。

按摩方法很简单，将双手手掌搓热后，用左手拇指搓右脚心，用右手拇指搓左脚心。每天早晚各按摩1次，每次搓300下。

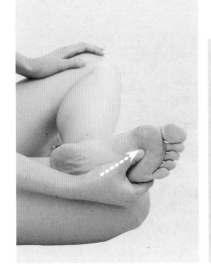

服药

在中药中，有的药物具有很强的补益肾精作用。

植物类药物：如枸杞子、桑葚、核桃等多具有补肾益气的作用。

动物类药物：例如鹿茸、海马等，属于"血肉有情"之品，具有很强的补益肾精的作用。

锻炼

"腰为肾之府"，经常活动腰部，能够使腰部的气血得到改善，进而起到补肾的效果。

许多传统的养生锻炼方法如气功、太极拳、八段锦等都具有很好的补肾作用。经常练习这些功法的人精神状态非常饱满，非常有活力。

五脏协同，养肾养出"精、气、神"

"心之合脉也，其荣色也，其主肾也。肺之合皮也，其荣毛也，其主心也。肝之合筋也，其荣爪也，其主肺也。脾之合肉也，其荣唇也，其主肝也。肾之合骨也，其荣发也，其主脾也。"

——《黄帝内经·素问·五脏生成论》

中医认为，五脏之间是相互协同，相互制约的，一个脏器不能正常发挥作用，其他脏器也会出现问题，从而导致机体紊乱。只有五脏各司其职，通力合作，人体才会健康，才能活出精气神来。所以，补肾也不要忘记调补其他脏腑。

心肾相交，养心助肾气源源不断

中医五行认为，心属火，肾属水。有人也许要说了，都说"水火不容"，心与肾必定是一对对立的存在了。其实不是这样的。

怎么理解心肾相交

心与肾的平衡关系体现为"心肾相交"。因为心在上方，而肾在下方，心火能下降于肾，温暖肾水，从而使肾水不寒；而肾水也可以上济于心，滋养心阴，制约心阳，使心阳不会过于亢奋，从而形成了心肾两脏相互辅助、相互制约，保持平衡的情形。心藏神，肾藏精，精神状态的好坏，可以反映"心肾相交"的状态。

心和肾的气血是相通的。心为阳，属火；肾为阴，属水。正常情况下，肾中的水和心中的火相互制约，所以我们的身体才会处于阴阳平衡的状态。

肾水的盛衰决定着心火的升降

若是心肾不能相交，人也会出现一系列的健康问题。例如肾水亏虚时，心肾不能相交，导致心火亢盛，人就会出现失眠多梦、心中烦乱、健忘等症状。

为什么心火大了，会失眠多梦、健忘？中医认为，心是主神明的。所谓神明实际上就是一个人的神志活动和智力。心肾不交，肾水不能制约心火，心火大，心神被心火所扰，所以就会出现失眠、健忘等症。

此外，心火若是过旺还会影响到肾水，导致肾的阴虚火旺而出现五心烦热、潮热盗汗、小便黄赤等症。就是说，无论心火旺盛还是肾水不足都可能导致心肾不交，交通心肾就是要根据具体情况泻心火或者补肾水，保持心肾阴阳的平衡协调。

心肾相交养生法

在日常养生中，保持心肾相交非常有效的一种方法就是睡子午觉。

首先说子时，子时是夜里11点到次日凌晨1点这段时间。这时人体中的阴气最盛，阳气初生，力量很弱小。"阴气盛则寐"，所以在这个时候最容易入睡，睡眠质量最好。

子时也是肾经当令之时，若子时不能正常进入睡眠状态，会引起肾水亏虚。只有保证子时的睡眠，体内的阳气才能生发起来，才能保证接下来一天的精神状态。

而午时，是上午11点到下午1点这段时间，是心经当令之时，也是上下午更替、阳气与阴气的转换点。此时的养生重点就是养阴，且尽量不要去干扰这个天地自然的阴阳交接过程，应午睡半小时或静坐半小时。

古人就很注重午时练功以达到心肾相交。现代人不练功，午睡就是让心肾相交的一个方法。上班族如果不具备在午休时能午睡的条件，静坐片刻或是闭上眼睛休息一会儿，养一养神，这对健康也是很有好处的。

肝肾同源，养肝就是养肾

在中医理论中，肝和肾有着极为密切的关系，被称为"肝肾同源"。肝肾同源主要表现在精与血的相互转化。肾藏精，肝藏血，血可以转化为精，肝血充盈，转化为精，肾精才能充盈。肝与肾的关系也可称为"精血同源"。肝肾相互依存、相互促进，保障了人体精血的充盛和阴阳的协调平衡，对于养生保健防衰老也有积极的意义。

我们都说"人老肾先衰"，肾衰必定累及到肝，也就是说，肝肾盛则同盛，衰则同衰。比如人老了往往会眼花耳聋，而肝主目，肾开窍于耳，这就表明人的肝、肾功能都衰退了。实际上，肝肾功能的衰退就是人体衰老的开始。

那么，中医如何养肝呢？ 大体来说，在中医里通常通过以下方法养护肝脏。

养肝以食为先

日常饮食要注意食物营养的全面和均衡，以清淡为主，可以多吃一些富含蛋白质和维生素的食物，如红枣、豆豉、葱、花生等，有句俗话叫"吃啥补啥"，是有一定道理的。如果身体允许，可以适当吃一点动物的肝脏来补肝。

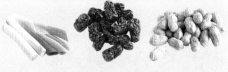

保证按时入睡

养肝血首要的就是保证睡眠。《黄帝内经》有"卧则血归于肝"的说法，就是说人在睡眠时，人体内血液会回流到肝中贮藏，以此滋养肝阴。鉴于此，按时入睡可以说是养肝的最好方式了。肝功能最旺盛的时间是晚上子时，到了这个时间段就必须睡觉了，否则就会损伤肝脏的正常功能。

远离酒精

酒是肝病患者的一大禁忌，对普通人来说，要想养好肝，也应尽量少喝酒或不喝酒。这是因为酒精本身就是对人体有害的，它进入人体后主要在肝脏分解代谢。如果饮酒过量，会给肝脏带来极大的损害，毫不夸张地说，醉酒一次对肝的损害不亚于得一次急性肝炎。

保持良好心情

怒伤肝，平时要注意控制自己的情绪。肝属木，木喜条达，故日常养肝要使其气机畅达，避免郁结。若要想养好肝，要尽量保持心情舒畅，力戒暴怒和抑郁，这样才能使肝气畅达，维持其正常的疏泄功能。

肺肾相生，在一呼一吸中调补肾气

肺属金，肾属水，而金能生水，中医将肺和肾称为"母子之脏"。在临床上，肺气虚损可以导致肾气衰弱，这是一种"母病及子"的现象，而肾气衰弱同样也可以导致肺虚，这种现象被称为"子病及母"。

肺主气，负责呼吸，而肾主水，负责津液的代谢。同时肾为气之根，肾有摄纳肺所吸入的清气、防止呼吸表浅的作用，肾的纳气功能正常，则呼吸均匀和调；肾不纳气，即可出现动辄气喘，呼多吸少的病象。只有肺肾相合，协同作用，才能共同维持好人的呼吸运动。

肺为娇脏，养护时一定要细心，可以通过以下方法来养肺护肺。

保持笑容

笑也是一种健身运动，可宣发肺气，调节人体气机的升降，进而缓解疲劳，驱除抑郁，解除胸闷，恢复体力，使肺气下降，与肾气相通，增加食欲。笑能够让肺吸入足量的"清气"，呼出大量的"浊气"，从而加速血脉运行，促进心肺气血的调和。

适当运动

事实证明，适当的运动可以促进肺脏潜力的发挥。平时经常做扩胸运动、深呼吸、腹式呼吸有利于呼吸肌群的发育和健壮。每次运动应由静至动，速度由慢至快，运动时间由短到长，活动量由小到大，从而逐渐适应。

饮食养肺

饮食养肺是最佳的养肺方式。养肺饮食以滋阴润肺为基本原则，可多吃梨、柿子、蜂蜜、银耳、百合、芝麻、鲜藕等食物。另外，养肺饮食宜清淡、爽口，忌吃或少吃辛辣香燥之品。当然，羊肉、狗肉、熏烤及油炸食品等热性食物应尽量少吃。

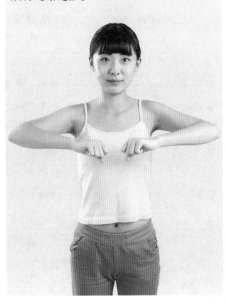

脾肾相济，脾为肾的"加油站"

中医里有"脾为五脏之母，肾为一身之根"的说法。这句话充分体现了脾和肾对人体生命活动的重要意义。肾负责管理人体水液的代谢。人体水液代谢是一个复杂的生理过程，是由多个脏腑协同作用进行的，其中最为重要的便是脾和肾。

脾的重要功能是专门负责运化水液和水谷精微的。所谓运化，指运输和消化、转化，胃里的食物要经脾转化为水谷精微之后才能被人体吸收和利用。

中医认为肾是人的先天之本，脾就是人的后天之本。实际上，脾肾的关系是相携相济的。因为脾的运化依赖脾中阳气的作用，然而脾阳又须依赖肾阳的温煦才能强盛。肾藏精，但肾精必须得到脾运化而来的水谷精微才能不断滋生化育。如果脾肾两脏功能失调，如脾肾阳虚等，均可导致水液代谢障碍，出现水肿、腹泻、小便不利等症。

脾、肾的正常运转，是保持正气充足、生命力旺盛的根基。而脾肾不足则是生病和衰老的重要原因。补肾的同时也一定要补脾，而补脾的同时也一定要补肾，只有二者同补，才可达到五脏和谐之态。

那么，后天之本的脾应该如何养护呢？通过以下几种行之有效的简便方法就可以达到养脾护脾的效果。

以动助脾

中国古今许多养生家都提倡饭后散步缓行，以助脾胃消化功能，这是"以动助脾"的养护后天之道。千百年的养生实践证明，这种方法的确行之有效。

饮食要有规律

合理的膳食结构是健康的基础。日常饮食应有规律，三餐要定时、定量，不能暴饮暴食；平时多吃易消化的食物，少吃有刺激性和难于消化的食物，如油炸食物，生冷的食物也要尽量少吃。常见的健脾食物有粳米、薏米、白扁豆、大枣等，脾胃虚弱者可以经常食用。

摩腹护脾

饱食后，以手按摩腹部，是古代养生家们创造出的一种养脾方法。方法很简单，在吃饭后，将手搓热，放在上腹部，然后按顺时针方向环转推摩，从上到下，从左到右，连续按摩30次。此法有利于促进腹腔的血液循环，有养护脾胃之效。

艾灸穴位法

艾灸可强壮人体阳气，补益人体真阴，非常适合于温补脾肾。人体穴位中的中脘穴、关元穴、命门穴和足三里穴4个穴位，是温补脾肾的最佳穴位。经常温灸以上4个穴位，具有补益肾气、健脾和胃的作用，可促进脾胃运化，使肾水充盈，脾土肥沃，从而滋养五脏六腑、四肢百骸，如此一来，人体精、气、神自然充足。

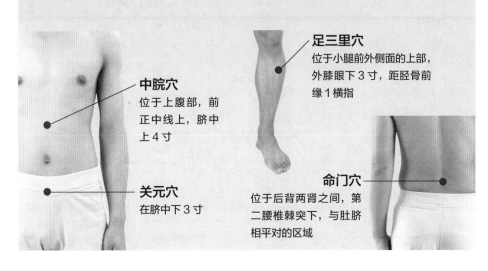

足三里穴
位于小腿前外侧面的上部，外膝眼下3寸，距胫骨前缘1横指

中脘穴
位于上腹部，前正中线上，脐中上4寸

关元穴
在脐中下3寸

命门穴
位于后背两肾之间，第二腰椎棘突下，与肚脐相平对的区域

药物补脾

补脾的药物很多，有中草药，也有中成药。

常用的中草药：党参、人参、黄芪、白术、茯苓、芡实、黄精等。

常用的中成药：补中益气丸、香砂养胃丸、资生丸、健脾丸、理中丸等。

但需要注意的是，以上健脾的中药，应在医生指导下选用。

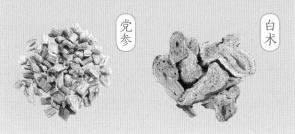

党参

白术

养脾的注意事项

1. 脾属阴，很容易受湿邪侵入，常被湿邪所困，鉴于此，在日常生活中一定要注意防寒保暖，不要在湿处久留。

2. 过食甜物会使体内产生湿气，而湿气会伤脾，平时应尽量少吃甜食。

3. 过食辛辣油腻的食物，也可能会导致脾胃功能损伤，日常生活中应当注意。

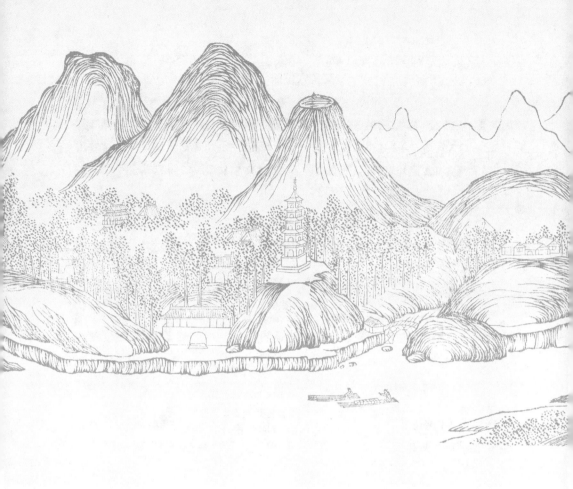

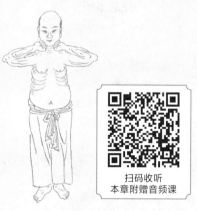

扫码收听
本章附赠音频课

"天食人以五气，地食人以五味。"

打开《黄帝内经》，领悟饮食养肾的精要

一个人健康与否有赖于肾精的充足，而肾精的充足除了承袭先天之精外，还需要后天之精的滋养。后天之精充足，就会化生为先天之精，从而强化肾精。那么，后天之精得益于饮食的滋养。换言之，饮食可以转化为后天之精，从而滋养先天之精。正如《黄帝内经·素问·脏气法时论》中说："毒药攻邪，五谷为养，五果为助，五畜为益，五菜为充，气味合而服之，以补益精气。"

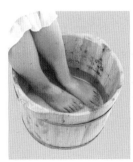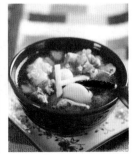

饮食是保养先天精气的关键

"天食人以五气，地食人以五味。"

——《黄帝内经·素问·六节脏象论》

肾精是人生命的能源物质，我们的生命活动都需要肾精的推动作用。饮食是补益肾精的最佳途径，也是保养肾精的关键。

荤素搭配，五谷皆食

现如今，社会上流行起一股"吃荤害处多，吃素才长寿"的风气，很多人只吃素，少吃或不吃荤。其实，这种做法并不科学，容易导致营养摄入不全，乃至营养不良。

《黄帝内经·素问·脏气法时论》认为饮食宜"五菜为充，五畜为益"。即荤食、素食都要吃，不可偏废。如果长期大量食素，不食或少食荤，则可能导致机体营养不良、体力不足；如果长期吃荤多，吃素少，则机体易生湿热，这些都对身体健康不利。

荤食主要包括禽类、肉类、鱼虾、蛋类等。中医认为，食物有温、热、寒、凉之分，食用时应该根据季节和体质来选择相应的荤食。例如炎热的季节可食用瘦肉和鱼虾，而寒冷的季节则宜食牛肉、羊肉等荤食。至于禽蛋类，则一年四季都可食用。

在通过饮食补肾时，不仅要注意荤素搭配，还要五谷皆食。五谷皆食强调的是粗细搭配均匀。粗粮与细粮搭配食用，则有利于各类营养物质的吸收利用，还能保证机体对维生素、微量元素和膳食纤维的需求。如果我们把大米、甘薯、小米、燕麦、豆类、玉米、高粱米、薏米、土豆、小麦、芋头等食物合理搭配食用，能使食物中的营养物质达到互补，充分被人体吸收利用。

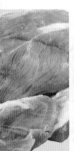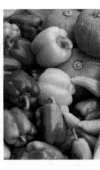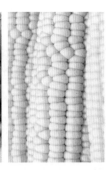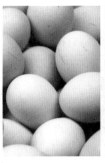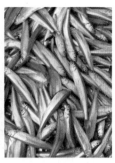

饥不暴食，渴不狂饮

有句老话叫"三餐不过饱，无病活到老"。这句话告诉我们，饮食养生的原则之一就是饮食上要有所节制，适可而止。对此，《抱朴子》中提到："不饥勿强食，不渴勿强饮。不饥强食则脾劳，不渴强饮则胃胀。体欲常劳，食欲常少。劳勿过极，少勿至饥。冬朝勿空心，夏夜勿饱食。"

俗语说"少吃容易消，多吃必糟糕"。吃得过饱容易犯困，如果长期过饱进食，则可能导致心慌气短、头昏脑涨、失眠、脱发，甚至还可能引发心脑血管疾病。《黄帝内经》中所说的"因而饱食，筋脉横解，肠澼为痔"，就是强调过饮、过食易导致机体发生腹泻、痔疮等疾病。

现代科学实践也发现，如果长期进食过多的食物，食物就会积滞在胃肠，增加脾胃的负担，久而久之，就会影响胃肠的消化、吸收功能，甚至还可能引起胃肠道疾病。

鉴于此，暴饮暴食者应该纠正这种不良的饮食习惯。

1. 养成三餐定时、定量的习惯。很多人的胃病都是吃出来的，是长期饮食不规律造成的。要想身体健康，好好吃饭、规律饮食非常关键。

2. 要细嚼慢咽。俗话说"食不厌精，脍不厌细"，吃饭时一定要将食物嚼碎，这样有助于肠胃的吸收。

3. 进食时不做其他事情。如看电视，因为看电视或看电脑都会影响肠胃的消化功能。非进食时间如果想吃东西，可以出去运动、聊天，以转移注意力。

4. 喝水要在两次饭间和需要补水时喝。需要注意的是，喝水时要缓缓喝下，不要一口气灌下去；出汗过多时可以适当喝些淡盐水，也可以选择运动饮料饮用。

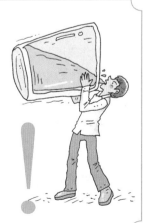

五味不偏嗜

在中医里，食物具有性味之别，大体可分为酸、甘、苦、辛、咸五种。同中药一样，每一种食物因其味不同而具有各异的功效。俗话说，萝卜青菜，各有所爱。每个人都有自己独特的口味，有的人喜欢吃甜食，有的人喜欢吃咸食，但从养生的角度来看，对每种味道过于偏嗜，都是不可取的，甚至是有害的。

味别	常见食物及功效	过食可能导致的后果
酸	醋、乌梅、木瓜、橙子、枇杷、山楂、橄榄等。酸味有收敛、固涩的作用。	可能会损筋骨，损胃气，损脏腑。
甘	蜂蜜、番茄、丝瓜、竹笋、土豆、菠菜、南瓜、胡萝卜、木耳、黑芝麻等。甘味有补益、和中、缓急等作用，特别适合脾胃虚弱的人食用。	会使人肥胖，心气喘满，脘腹胀满，导致或加重糖尿病。
苦	苦瓜、慈姑、茶叶、百合、白果等。苦味有清热、泻火、燥湿、降气、解毒等作用，可用来防治上火、发热。	伤胃，导致胀满或呕吐。
辛	生姜、葱、萝卜、洋葱、圆白菜、芹菜、辣椒、胡椒、酒等。辛味有发散、行气、行血的作用，食用后可防风寒感冒、气血瘀滞。	可能使人筋脉弛缓，精神耗伤，头热目眩，伤血，引发痔疮，齿痛咽肿。
咸	盐、海带、紫菜、海蜇、海参、田螺、猪血等。咸味有软坚散结、泻下、补益阴血的作用，常食可防产生痰核、痞块等。	会伤骨、伤血，使"肌肉短缩""伤肺，使人咳""令人脸色不好"，皮肤发黑，少寿而多病，还有可能引发水肿病。

凡事都要讲究一个度。五味入五脏，只有适当进食五味，才可达到补益之效。如果只偏嗜某一味，导致某一味过重，就会伤害相应的脏器。

例如，当我们工作感到疲累时，吃上一块糖，就会感觉浑身有劲了。之所以如此，是因为甘入脾，而吃糖会及时补足脾气。但是，如果过多进食甜味食物，则会损伤脏腑功能，甚至导致糖尿病等代谢性疾病。

鉴于此，只有使五味均衡摄入，脾胃功能才能正常，我们的身体才会健康。正如《素问·生气通天论》中指出："谨和五味，骨正筋柔，气血以流，腠理以密。"就是说，我们平时应当慎重地调整饮食的五味，既不要太过，也不要太少，应该调配适当，这样才能让我们拥有强壮的骨骼，柔和的筋脉，充足流畅的气血，强壮的肌肉以及细腻的皮肤。

远离生冷食物

生活中，冰镇啤酒或冷饮是很多人在炎热夏季的最爱。出一身大汗之后，来上一杯冷饮，既解渴又解热，绝对让人大呼过瘾。但是，你知道这样做对身体的危害吗？

生冷食物吃多了会对人的脾胃造成伤害，即出现脾虚或胃寒的症状。"脾肾相济"，脾胃受伤了，肾的功能自然也会大受影响。

爱吃生冷食物的人可能体内阴虚有内热，一些医术不怎么高明的中医只给患者开一些温脾暖胃的方子，却不知道这样的做法恰恰会让肾阴虚雪上加霜。

为什么阴虚内热的人爱喝冷饮呢？因为阴虚内热患者的阳火相对旺盛一些，生冷食物可以降热。从中医理论来说，生冷食物多为寒凉性的，虽然可以起到一时的降火作用，但会压制人的阳气。对正常人来讲，阳气被伤很可能会导致肾阳虚。

现在，越来越多的年轻人到了生育的年龄却"不孕不育"，这与他们无节制地喝冷饮，吃生冷食物有很大关系。因为寒邪损伤肾阳，肾主生殖的功能也会受到影响，出现精子活力降低，甚至影响生育能力。

除了冰镇食品和饮料之外，很多食物本身就属于凉性甚至大寒之性，如螃蟹、梨、柿子、西瓜以及凉茶等，常吃这些东西，可能引起脾胃虚寒，损耗肾阳。

为了养肾护肾，平时一定要少吃或不吃生冷食物，不能为了一时痛快丢了一生健康。下面是我的几条建议：

1 用红茶、红枣汤等温暖脾胃的饮料代替冰啤酒、冰镇饮料、凉水、凉茶等。

2 不要长时间地在房间里吹空调、电风扇。

3 多运动，多用热水泡脚，可暖肾护肾。

优先选择的养肾食物

肾气只有得到水谷精微（各种营养物质）的供养，才能不断充盈和成熟。《黄帝内经·灵枢》指出，"肾色黑，宜食辛，黄黍鸡肉桃葱皆辛"，意即黑色食物入肾，肾又属水，而辛归金，金可生水，因此吃辛味食物也可以起到养肾的功效。"黑入肾"，也就是说黑色食物如芝麻、黑豆、黑枣、黑米、木耳等有补肾之效。

黑豆

养肾的最佳豆

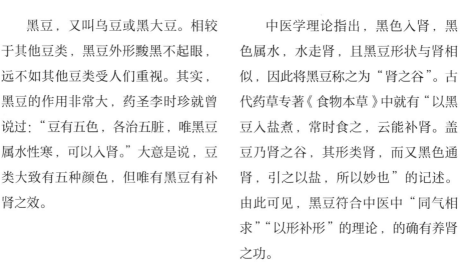

黑豆，又叫乌豆或黑大豆。相较于其他豆类，黑豆外形黢黑不起眼，远不如其他豆类受人们重视。其实，黑豆的作用非常大，药圣李时珍就曾说过："豆有五色，各治五脏，唯黑豆属水性寒，可以入肾。"大意是说，豆类大致有五种颜色，但唯有黑豆有补肾之效。

中医学理论指出，黑色入肾，黑色属水，水走肾，且黑豆形状与肾相似，因此将黑豆称之为"肾之谷"。古代药草专著《食物本草》中就有"以黑豆入盐煮，常时食之，云能补肾。盖豆乃肾之谷，其形类肾，而又黑色通肾，引之以盐，所以妙也"的记述。由此可见，黑豆符合中医中"同气相求""以形补形"的理论，的确有养肾之功。

食用方法

黑豆磨成面后可做成杂粮煎饼或杂粮馒头，吃起来筋道，味道也很好。

黑豆也可生豆芽，这样既增加了维生素的含量，其中的蛋白质和脂肪也更易于消化。

黑豆可以做豆浆，把黑豆、黄豆、黑芝麻掺和在一起打豆浆，其味道香浓可口，早上或晚上来一杯，养阴补气。

黑豆可以熬粥，和绿豆、红豆、黄豆、白芸豆熬制成五豆粥，其补益功效大大加强，能养护五脏六腑，同时也是一款美容养颜粥。

食用禁忌

! 黑豆炒熟后，热性大，多吃容易上火。

! 黑豆虽好，但不能生吃。尤其是肠胃不好的人吃多了会胀气。

养肾厨房

黑豆炖猪骨

（原料）猪大排 300 克，黑豆 30 克，盐、姜片、葱段各适量。

（做法）1. 黑豆洗净，泡软。

2. 猪大排洗净，切成小块后放入锅内加适量清水熬煮。

3. 煮至骨头发白时，加入泡软的黑豆，煮至黑豆熟烂，加入姜片、葱段、盐调味即可。

（功效）补肾活血，祛风利湿。能改善腰酸背痛，下肢乏力等症状。

黑豆炖猪肉

（原料）猪五花肉 250 克，黑豆 25 克，葱段、姜片、盐各适量。

（做法）1. 黑豆洗净，泡软备用。

2. 猪五花肉洗净，切块，入锅加水煮沸，放入泡软的黑豆、葱段、姜片，煮至豆烂、肉熟，加盐调味略煮即可。

（功效）活血补肾，养阴补气。

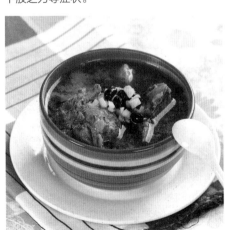

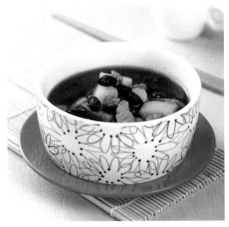

黑米

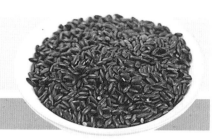

滋阴养肾的"神米"

黑米是一种药食两用的米，不仅营养丰富，而且食疗效果显著，长期食用可延年益寿，因此被人们俗称为"药米""长寿米"。用它入药，对因肝肾精血不足引起的眩晕、脱发、白发、便秘、腰膝酸软等有较好的食疗保健功效。

食用方法

黑米所含营养成分多聚集在黑色皮层，适合用来煮粥。

黑米煮粥时，宜提前入水浸泡一下。煮黑米时，建议使用高压锅，时间约20分钟；若用普通锅，则需煮1小时左右。

黑米煮粥时，最好配些糯米来增加黏度。

黑米还可以用来做点心、汤圆、粽子、面包等。

食用禁忌

❗ 黑米若不煮烂，对消化功能较弱的人伤害较大。因此，消化不良的人在食用黑米时应格外谨慎，更不要吃未煮烂的黑米。

养肾厨房

黑米红枣粥

原料 黑米50克，红枣10克，枸杞子5克。

做法 1.黑米淘洗干净，用清水浸泡24小时左右。

2.红枣、枸杞子洗净。

3.将黑米放入锅中，加入适量水，大火煮沸，加入红枣，改用小火熬煮30分钟至黏稠，最后放入枸杞子煮5分钟即可。

功效 营养丰富，有滋阴益肾、补胃暖肝、明目活血等食疗作用，是头昏、贫血、发白、眼疾、体虚者及妇女、儿童、老人的保健佳品。

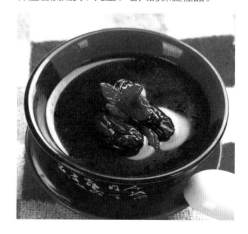

核桃

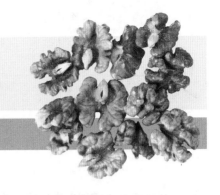

养肾健脑之佳品

核桃，又叫胡桃，与杏仁、腰果、榛子一起被列为世界四大干果。在国外，核桃被称为"益智果""营养丰富的坚果""大力士食物"；在国内，核桃则享有"万岁子""长寿果""养人之宝"的美誉。

中医认为，核桃味甘、性温，入肾、肺、大肠经，可补肾、固精、温肺定喘、润肠通便，适宜于老年肾亏腰痛、腿脚软弱无力、骨质疏松症、须发早白或毛发稀疏、肺虚久咳、气短喘促、大便干结、小便频多或夜尿多者服食。

食用方法

生食或熟食均可，也可以煎汤、做成核桃丸等。

需要注意的是，核桃仁外面的那层褐色薄皮极有营养价值，食用时最好不要剥掉。

食用禁忌

❗ 核桃仁脂肪含量较高，不宜一次吃得太多，否则会影响消化，若过多食用核桃会引起腹泻。

❗ 痰火喘咳、阴虚火旺、便溏腹泻的患者不宜食用。

养肾厨房

核桃芡实粥

原料 大米 150 克，核桃仁、芡实各 30 克，莲子、冰糖各 20 克。

做法 1. 大米洗净，冷水浸泡半小时，捞出沥水；核桃仁、芡实洗净；莲子洗净，用冷水泡软，除去莲心。

2. 锅中加入 1000 毫升冷水，放入大米、核桃仁、芡实、莲子，大火烧开，改小火煮至米烂粥稠，最后加入冰糖，煮至冰糖溶化后拌匀即可。

功效 补脾肾，填精益智，主治脾肾两虚。脾肾两虚者常食效果更佳。

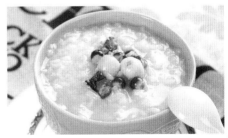

栗子

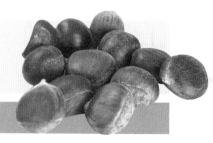

补肾气、强筋骨的"干果之王"

说起栗子，大家都不会陌生，首先就会想起香甜可口的"糖炒栗子"。自古以来，栗子就深受人们喜爱，《吕氏春秋》上就有"果之美者冀山之栗"的说法，对栗子极尽赞美之情。其实，栗子不仅美味可口，它还有非常强大的补肾强筋作用。

栗子性温，味甘，入肾、脾、胃经，具有补肾气、强筋骨的作用。唐代医药学家孙思邈就曾提出栗子是"肾之果也，肾病宜食之"的食疗理念。

食用方法

栗子熟食香、甜、糯，但生吃时补肾功效会更强。

栗子无论是生吃，还是熟吃，都应细细咀嚼，然后与津液一并吞咽，如此可达到最好的补益效果。

食用禁忌

❗ 栗子补益功效虽好，但生吃难消化，熟食又易滞气，所以，一次不宜多食。

❗ 新鲜栗子容易发霉变质，吃了发霉的栗子会引起中毒，所以变质的栗子不能吃。

❗ 糖尿病患者以及小儿便秘者均不宜多吃栗子。

养肾厨房

栗子牛肉汤

原料 鲜栗子 150 克, 山药 100 克, 陈皮 1 片, 牛肉 300 克, 盐适量。

做法 1. 牛肉洗净，入开水锅中焯 3 分钟，切块备用。

2. 栗子剥壳，入开水锅中焯一下，备用；山药洗净，陈皮浸软。

3. 将所有原料放入汤煲内，加适量清水，小火煲 2 小时，加适量盐调味即可。

功效 补脾益胃。适用于脾胃虚弱证，症状为胃部隐痛，食欲不振，饭后腹胀，大便稀薄，四肢倦怠，乏力，甚至呕吐等。可见于慢性胃肠炎，胃及十二指肠溃疡。健康人食用可强身健体。

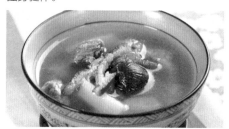

黑芝麻

养肝肾、润五脏的芳香食物

自古以来，黑芝麻就被认为有补肾健脾、延年益寿之功。《神农本草经》称黑芝麻有"补五内，益气力，长肌肉，填髓脑，久服轻身不老"的神奇功效。药圣李时珍在《本草纲目》中也曾引用古人记载，说用黑芝麻与大米做成的饭乃仙家之品。

黑芝麻具有补肝肾、润五脏、益气力、长肌肉、填脑髓的作用，可用于治疗肝肾精血不足所致的眩晕、脱发、须发早白、四肢乏力、腰膝酸软、步履艰难、皮肤干燥、肠燥便秘等病症，在乌发养颜方面的功效，更是有口皆碑。

食用方法

黑芝麻的食用方法很简单，可以生吃，可以熟食；可以做成点心、麻酱；可以炒熟磨碎，加糖或盐拌匀饮用；还可以加到麦粉或藕粉中调成糊食用。

黑芝麻不适合整粒食用，因为不易嚼碎，而且难消化，故食用黑芝麻时以研为细末为宜。

食用禁忌

❗ 黑芝麻含油量较大，所以脾虚腹泻的人不宜食用。

养肾厨房

黑芝麻桑葚糊

原料 黑芝麻、桑葚各 60 克，大米 30 克，白糖 10 克。

做法 1. 将大米、黑芝麻、桑葚分别洗净，捣烂。
2. 砂锅内放入适量清水，煮沸后放入白糖，再将捣烂的大米、黑芝麻、桑葚缓缓调入锅中，煮成糊状即可食用。

功效 补益肝肾，益智防衰。适于肝肾不足引起的记忆力减退。常服可益智延年。

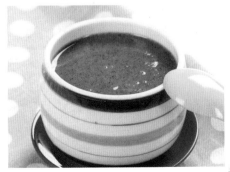

木耳

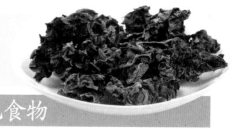

益气、强智、养血的黑色食物

木耳是一种有名的山珍，可食、可药、可补，有"素中之荤"的美誉，更被称为"中餐中的黑色瑰宝"。

其实，木耳不仅是一种优良的保健食物，还是一种非常具有药用价值的食物。自古以来，中医学便认为木耳有滋润强壮、清肺益气、补血活血、镇静止痛的功效。此外，木耳作为黑色食物，按照黑色入肾的中医理论，木耳也有补肾养肾的功效。

食用方法

木耳可以煮，可以炒，可以焯熟后凉拌，做法多样，味道鲜美，营养丰富。

鲜木耳中含有一种能导致皮肤过敏的有毒物质，要经过暴晒之后才能将其分解。

食用木耳前，要用水浸泡，这样有毒物质会溶于水中，木耳就可以放心食用了。

食用禁忌

● 木耳与茶同食，会降低人体对铁的吸收。

● 木耳与田螺同食则不利于消化。

● 木耳与甘蓝不宜同吃，因为木耳中的类胡萝卜素和甘蓝中的硫化物发生反应，可能会诱发甲状腺肿大。

● 脾虚消化不良者、腹泻者忌食木耳。

养肾厨房

黑芝麻木耳茶

原料 生木耳、炒焦木耳各30克，炒熟黑芝麻15克。

做法 1.将生木耳、炒焦木耳、炒熟黑芝麻共研末，装瓶备用。

2.每次取5克，沸水冲代茶饮。

功效 本方用于血热便血、痔疮便血、痢疾下血等症。木耳有抗血栓形成功效，黑芝麻有乌发强壮作用，故老年人常用本方，有强身益寿之功。

木耳黑米粥

原料 木耳10克，大枣5个，黑米100克，冰糖适量。

做法 1. 黑米洗净，在清水中浸泡一昼夜。大枣洗净，去核。

2. 木耳泡发，去蒂，择洗干净，撕成小朵。

3. 将木耳、黑米和大枣一同放入锅内，加水置旺火上烧沸，转小火炖至木耳、黑米熟烂后，加入冰糖调味即可。

功效 营养丰富，有滋阴益肾、补胃暖肝、明目活血等食疗作用，是头昏、贫血、发白、眼疾、体虚者及妇女、儿童、老人的保健佳品。

木耳炒油菜

原料 油菜300克，水发木耳50克，葱、蒜、姜、盐、植物油各适量。

做法 1. 油菜洗净，切成两段。水发木耳撕成小块，焯水后备用。葱洗净，切丝。姜切丝。蒜切片。

2. 炒锅烧热，倒油，烧至七成热时倒入葱丝、姜丝、蒜片爆出香味。

3. 下入油菜和焯过水的木耳，翻炒均匀，加盐调味，即可食用。

功效 清肺益气、补血活血。

凉拌木耳

原料 木耳30克，黄瓜100克，熟白芝麻5克，蒜泥、盐、香油各适量。

做法 1. 用凉水泡发木耳，再将木耳根蒂去掉、洗净；黄瓜洗净、切丝。

2. 将木耳放入开水中焯烫熟，捞起沥干水分，盛盘，加入黄瓜丝、熟白芝麻、蒜泥、盐、香油拌匀即可。

功效 木耳味甘、性平，具有益气、润肺、凉血、止血、涩肠、活血、养容等功效；木耳中的胶质可吸附残留在人体消化系统内的灰尘、杂质并排出体外，从而起到清胃涤肠的作用。

益母草木耳汤

原料 益母草50克，木耳30克，白糖30克。

做法 1. 益母草用纱布包好，扎紧口。

2. 木耳水发后去蒂洗净，撕成碎片。

3. 锅置火上，放入适量清水、益母草、木耳煎煮30分钟，取出益母草包，放入白糖，略煮即可。

功效 具有养阴清热、凉血止血的功效，适用于产后恶露不止，产后血热。

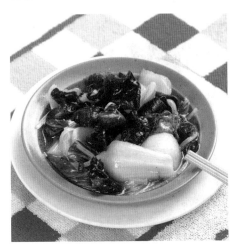

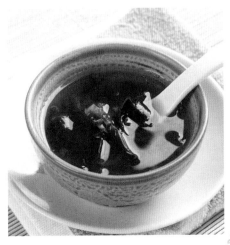

山药

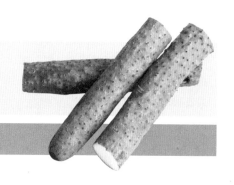

养肾健脾的药食两用菜

俗话说"药补不如食补"，而山药就是一种食补佳品。山药既是物美价廉的保健佳品，也是中医里平补脾、肺、肾的极佳药材。在《神农本草》里，山药被列为药之上品。至于它的功效，李时珍在《本草纲目》中有所概括："益肾气，健脾胃，止泄痢，化痰涎。"可见，山药具有固肾益精、健脾补肺、聪耳明目、助五脏、强筋骨、延年益寿的功效。

食用方法

山药的食用方法很简单，既可以用于熬粥，也可以凉拌、炒食，还可以榨汁食用。

山药宜去皮食用，以免产生麻、刺等异常口感。

食用禁忌

⚠ 煮山药时，不宜用铜器和铁器。

⚠ 山药烹调的时间不宜过长，久煮会破坏它所含的淀粉酶，削弱健脾助消化的功效。

⚠ 便秘者避免食用。

⚠ 山药不宜与碱性的食物或药物混用，以免使山药所含的淀粉酶失效。

养肾厨房

山药枸杞粥

(原料) 山药 100 克，大米 50 克，枸杞子 5 克，冰糖适量。

(做法) 1. 山药洗净，去皮，切小块；枸杞子用清水泡软。

2. 把大米洗净，放入锅中加水煮开，熬成粥，再放入枸杞子和山药块。

3. 待山药煮熟后，加入适量冰糖，煮至冰糖溶化即可。

(功效) 健脾胃，益肺肾，抗衰老。

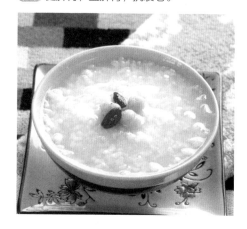

猪肾

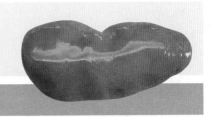

利水补肾气的上品

猪肾，又名猪腰子。猪肾的营养价值很高，富含蛋白质、维生素和铁、磷、钙、碳水化合物、脂肪等营养物质，有补肾气、通膀胱、消积滞、止消渴的作用。适用于肾虚腰痛、水肿、耳聋等症的食疗，是调补脾肾、益精壮阳的家常养生食物。

食用方法

猪肾的吃法很多，热炒、煲汤、凉拌均可。

猪肾在食用前，应先撕去附在表面的筋膜，然后将其平放在案板上，沿中央空隙剖成两片，再撕去表面膜，除去猪肾臊腺，最后用水清洗干净。

有的猪肾会有腥味，在烧猪肾时加入适量的黄酒，再少放一些醋，就可以清除腥味了。

食用禁忌

❗ 猪肾中胆固醇的含量较高，高血脂、高胆固醇者应忌食。

养肾厨房

炒黄花猪肾

(原料) 猪肾1个，黄花菜（干）20克，水淀粉、姜、葱、蒜、白糖、盐各适量。

(做法) 1. 将猪肾一剖为二，剔去筋膜腺体，洗净，切花刀；黄花菜泡好备用。

2. 锅烧热后倒油，待油烧至九成热时，放葱、姜、蒜入锅煸香，再放入猪肾爆炒片刻。

3. 至猪肾变色熟透时，加黄花菜、盐、白糖再炒片刻，加水淀粉勾芡，推匀即成。

(功效) 补肾养血，益气固表。可用于肾虚耳鸣、耳聋等症的辅助食疗。

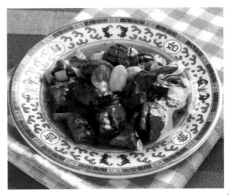

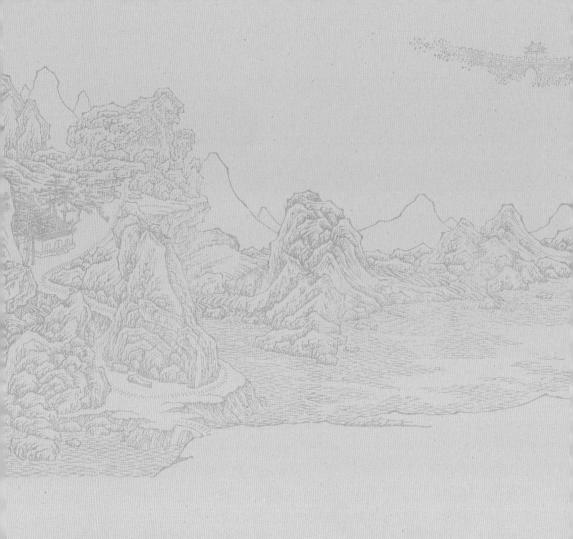

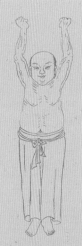

扫码收听
本章附赠音频课

"天地俱生，万物以荣，
夜卧早起，广步于庭。"

《黄帝内经》
主张养肾要善于习动

俗话说，生命在于运动。通过各种运动形式可以达到调养肾精的目的。中医学认为，肢体的功能活动全部由肝脾肾支配，自古就有"肾主骨，骨为肾之余"的说法。而坚持进行科学适当的运动，就可以达到养肾强筋壮骨之功。《黄帝内经》中虽然没有直接提到运动养肾，但其中记载的散步、导引、按跷、吐纳等运动方式，则无疑充分体现了运动养肾的精髓。

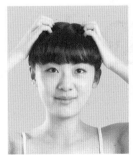
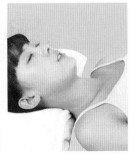

"懒人"简易养肾功

"久卧伤气，久坐伤肉，久立伤骨，久行伤筋。"

——《黄帝内经·素问·宣明五气》

生命在于运动，适当的运动可以使人精、气、神旺盛。当然，养肾也离不开运动。但是，明知如此，很多人依然懒得运动。不过，好在中医博大精深，有很多适合懒人的简易养肾功。懒人们，要想百病不生，要想有一个强壮的身体，就让我们一起来做简易养肾功吧！

耳朵操

轻轻松松来养肾

《黄帝内经·灵枢·脉度》说："肾气通于耳，肾和，则耳能闻五音矣。"也就是说，肾开窍于耳，耳的功能与肾功能正常与否密切相关。

任何事物都是相互作用的，如果经常活动耳朵，做耳朵操，刺激耳朵上有益于肾的穴位，那么就可以起到养肾的作用。实践表明，常做耳朵操，可以调补肾元，强本固肾，防治耳病。

手摩耳轮法

将双手握成空拳，然后用拇指和食指顺着耳轮上下来回推擦，直到耳轮发红发热。长期练习此法，有强肾、聪耳的效果，而且还可以防治阳痿、便秘、胸闷等症。

拎耳屏

双手分别置于两侧耳旁，用食指、拇指夹住耳屏自内向外提拉。提拉时，由轻到重，牵拉力量以不痛为限。时间以 3~5 分钟为宜。长期坚持，可缓解肾虚所致的头痛、头昏、耳鸣等症。

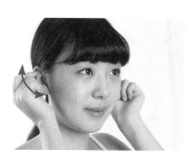

扫外耳

双手分别置于两侧耳后，然后用双手将耳朵由后向前扫，这时就会听到"擦擦"的声音。每次扫20下，每天扫3~5次。若能长期坚持，可强肾健身。

提拉耳尖法

双手拇指、食指捏住耳廓尖端，向上提拉、揉捏、摩擦，使其局部发热发红，以不痛为限。长期练习此法，具有镇静止痛、清脑明目、退热、养肾的作用。

拉耳垂

将双手分别置于耳朵两侧，然后用拇指、食指同时按摩耳垂，待将耳垂揉捏、搓热后，再向下拉耳垂15~20次，以使其发热为限。此法长期坚持，有健肾壮腰、延年益寿的作用。

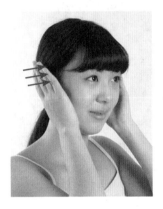
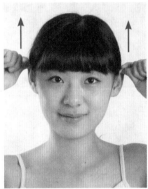
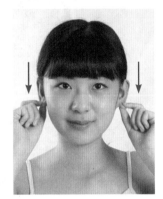

拔双耳

两个食指伸直，然后分别插入两个耳孔，再旋转180度，反复做3次再拔出手指，这时耳中会出现"啪啪"的鸣响。每回拔3~6次。常练习此法，能让听觉更加灵敏。

鸣天鼓

两只手掌分别紧贴在耳部，用掌心将耳孔盖严实，拇指和小指固定不动，其余三指一起或分别叩击头后枕骨部，会听到耳中发出"咚咚"的鸣响。长期练习，有提神醒脑、强本固肾的作用。

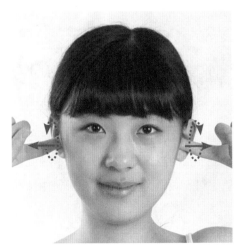
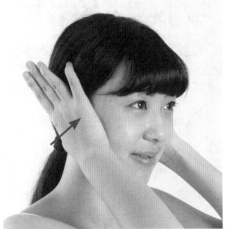

按摩全耳

先将双手的掌心搓热，然后向后按摩耳部正面，接着向前反折按摩耳部背面，如此反复按摩 5~6 次。长期练习此法，有疏通经络的作用，可保养肾脏及全身的脏器。

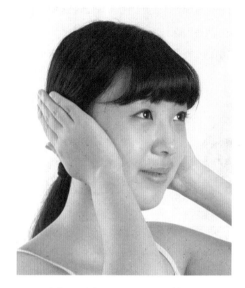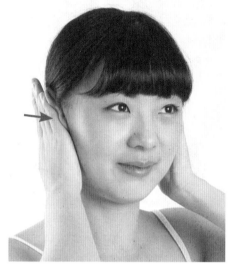

以上耳朵操，可以一次性全部做完，也可以选择其中的几种做。需要注意的是，做这些动作时一定要注意保护耳朵，别让耳朵受伤，动作要轻柔、缓慢。

动动嘴

叩齿吞津防肾虚

人到了一定的年纪，肾气就会日渐衰弱，牙齿也会日渐松动。面对这种情况，中医有其解决办法，那就是叩齿吞津法。叩齿可以促进肾精的生成，有健肾之功。在中医里，津液乃肾精所化，是脾胃之精，故咽而不吐，有滋养肾中精气的功效，同时还可起到健脾助消化的作用。

叩齿吞津法动作要领

叩齿

叩齿是从古代流传下来的一种强身固精的方法，具体做法如下：

准备 早上醒来仰卧于床，宁心静气，放松全身，闭目微张口唇。

开始 上下牙齿要有节奏地互相轻轻叩击，叩击的力度以自我感觉舒适即可，切忌用力过度。如若是初始练习，则轻叩 36 次即可；日后随着练习时间的增加，则不必限定在 36 次，叩击次数依自己心意而定。

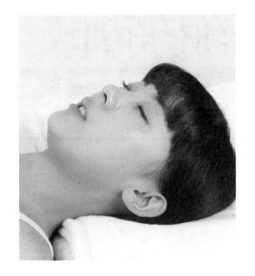

吞津

吞津也是我国古代养生家和医家十分看重的养生方法，时至今日，已经得到了很多人的认可。吞津的具体做法如下：

准备 叩齿完成紧接着进行。

开始 叩齿结束后，用舌头在口腔里贴着上下牙床和牙面轻轻地搅动，力度要柔和，先顺时针搅动 9 次，再逆时针搅动 9 次，然后再重复做一遍，共搅动 36 次。在搅动过程中，当感觉有唾液产生时，不要急着咽下，而要含漱着继续搅动，待唾液逐渐增多至满口后，用舌抵住上腭部，然后分三小口慢慢咽下。同时以意念为导引，使其下行到达丹田之处即可。

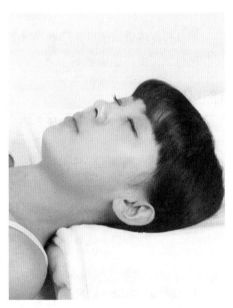

需要特别注意的是，叩齿时产生的唾液切勿吐掉。因为古人将其称为"金津玉液"，它具有滋润、濡养的作用，可滋润皮毛、肌肤以及五官、内脏等，对于人体而言弥足珍贵。

以上动作每天早、中、晚各做10次，多做更好。当然，这套养肾法可以每天做一遍，也可以若干天只做一种，或者来回替换着做，但关键是要坚持。

缩缩肛

自古就有"日撮谷道一百遍，治病消疾又延年"的说法。这里所说的谷道，就是指肛门。撮谷道，也就是指收缩肛门的动作。唐朝医学家孙思邈非常推崇此法，他在《枕中方》中劝说世人"谷道宜常撮"。他认为使肛门周围的肌肉做间歇性的运动有益于养生强身。

肾主水，肾开窍于二阴，表明肾气的充足与否直接决定着排泄功能的正常与否。反之，通过锻炼二阴亦可起到补肾的作用。而缩肛功正是锻炼二阴之一肛门的功法。

缩肛可以改善会阴部的血液循环，增强盆底的肌肉和韧带强度，还可以强化耻骨尾骨肌，提高性功能。

缩肛功动作要领

准备 站、坐、卧均可，两手置于身体两侧，全身放松，自然呼吸。

开始 将臀部及大腿用力夹紧，并借由腹部的力量开始缓缓吸气，同时舌舔上腭，将肛门逐渐用力收紧，稍微闭会儿气，然后缓缓地呼气，同时收紧的肛门也逐渐开始放松。如此这般，一提一松，就是完成了1次。做的次数可多可少，闲时即可做，连做3~5分钟。

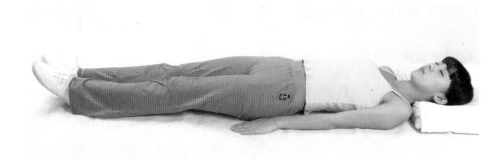

缩肛运动不受时间、场地限制，随时可以做。如果能够持之以恒练习此法，就可以促进肛门周围的血液循环，减轻肛门的压力，达到防治痔疮的效果。

但需要注意的是，重度痔核脱垂、发炎、水肿以及肛裂患者是不能做缩肛功的，否则可能会加重病情。

梳梳头

保持形象又养肾

《养生论》中有"春三月，每朝梳头一二百下"之说；还有"一日三篦，发须稠密"之名言。其实，梳头自古以来便是养生家们推崇的保健方法之一。唐代名医孙思邈尤善养生，坚持"发宜常梳"，百岁高龄依然身强体壮，耳聪目明；北宋大文豪苏东坡经常通过梳头来健身，并留下了"梳头百余下，散发卧，熟寝至天明"的养生妙法；清代慈禧太后每天起床做的头等事，便是让太监为其梳头按摩，据说她年过花甲，秀发依然浓黑稠密。

梳头之所以有如此好处，肯定有其缘由。人体十二经脉和奇经八脉都汇聚于头部，头部有40多个穴位以及10多处反射区，这些经络或直接汇集头部，或间接作用于头部，头部又有"百脉之宗"之称，人体头顶百会穴就由此得名。故经常梳头可以让头部经络气血通畅，还可以使百脉调顺，阴阳和谐，从而起到乌发固发、开窍宁神、醒脑提神、明目祛风的作用。

梳头看似简单，但也有其窍门，下面就来详细介绍一下梳头的方法。

梳头法操作要领

时间 一日三梳，即早、中、晚各梳一次。

工具 一般以牛角梳、玉梳、桃木梳、黄杨木梳为主，当然也可以用手指梳。

方法1：手指梳头法

伸开双手手指，让指尖紧贴头皮，按照经络的走向梳理，以不觉疼痛为限。先从额前正中开始，从前向后梳理，即前额—枕部—颈项，动作可以稍快些，每次梳100下左右；接着梳划左右两侧。

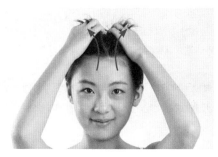
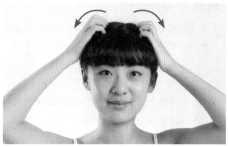

方法 2：梳子梳头法

1. 木梳与头皮形成一定角度，先从前额的发际向后梳，再如图所示从后向前梳。

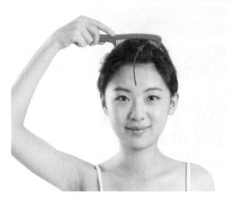 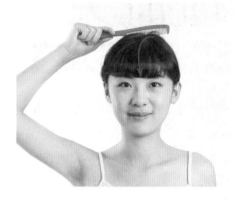

2. 从左、右耳的上部分别向各自相反的方向进行梳理。

3. 将头发散开进行梳理。每一处梳 5~6 次为宜。梳头时要用力均衡，让梳齿轻触到头皮即可，以免梳齿划破头皮。

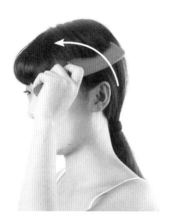 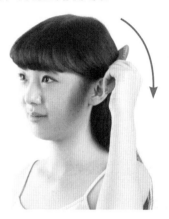

　　总而言之，简单的梳头法可以起到一箭双雕的作用，既可以让你拥有一头乌黑的秀发，又可以让你养护好自己的肾，如此美事，何乐而不为呢？

注意事项

1. 如果头发呈干性，梳时可稍微用些力；如果头发呈油性，则梳时用力越小越好。

2. 在梳头过程中，可准备一只尼龙丝袜，将梳齿插进尼龙丝袜里摩擦几下，如此可以将梳子上的污垢去除掉，也可以保持梳子的清洁。

3. 一定要注意梳子的清洁度。有许多头皮病都是由梳子传染的，因为污垢留在梳子上时间一久，会发生化学变化，所以梳子要勤洗。洗梳子时，先将其浸泡在肥皂水中，10 分钟后用旧牙刷刷洗，洗过再用清水冲一下即可。

踮踮脚跟

小动作有大功效

中医里常说，动能生阳，动能养肾，动能强身。运动的方式有很多，如跑步、游泳、打球、五禽戏、太极拳，但大多数的运动都需要场地和时间的配合。

有没有一种简单易行且不受场地、时间限制，还能让人在健身之余不觉疲乏的运动呢？当然有，这种运动就是古代流传下来的踮脚跟法。

其实，踮脚跟在古代就已流行，当时称为"敦踵法"。在汉初所著的《引书》中就有"敦踵以利胸中"和"敦踵，一敦左，一敦右，三百而已"的说法。另外，在《养性延命录·导引按摩》中也有"握固不息，敦踵三还"的记载。所谓"敦"，意即踮；所谓踵，意即脚。敦踵法就是踮脚跟的方法。

脚跟和人体的肾经有着密切的联系。在中医里，足少阴肾经起于足小趾下，斜行于足心涌泉穴，然后沿足跟部上行，最终属肾络膀胱。当踮脚跟时，正好可以刺激到肾经穴位，如此则可起到补肾之效。另外，根据全息定位理论，脚跟与大脑也关联紧密。经常踮脚跟，能够促进脑部的气血循环，可以让大脑充满活力，缓解紧张的精神压力。

可以毫不夸张地说，踮脚跟就是藏在脚下的神奇"妙方"。

踮脚跟法操作要领

准备 身体立正，两脚并拢，双手置于身体两侧。

开始 缓缓踮起脚跟，脚尖着地，然后用脚趾紧紧抓住地面，再将重心从脚尖落回到前脚掌上，放松身体，最大限度地上抬脚跟后坚持10秒；最后做自由落体运动，让脚跟放平，轻轻地撞击地面，激发轻微的震荡，让震荡感沿双腿传至上半身。休息10秒后，再踮起脚跟，如此反复进行10分钟，早晚各1次。当踮过数次后，就会感觉全身无比舒畅。

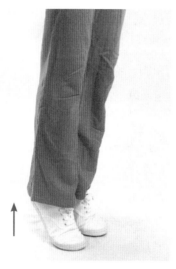

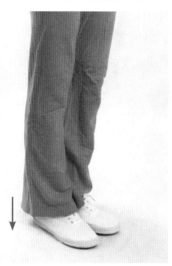

别看这个方法简单，但是健身效果非常不错。现代研究发现，当踮起脚跟时，双侧小腿后部肌肉每次收缩时挤压出的血液量，相当于心脏每次搏动的排血量。鉴于此，当你下棋、打牌、玩电脑或久坐、久立时，最好隔1小时左右就做一回踮脚跟运动，这样可以保证下肢血液回流顺畅。

此外，踮脚跟这个方法还可以用到其他方面，而且养肾效果丝毫不差。例如男性解小便时踮起脚跟，女性坐蹲小便时，可将第1脚趾和第2脚趾用力着地，踮一踮，抖一抖，此法若能长期坚持，就可起到强精健身的作用。

再比如踮脚走路，也就是用脚尖走路。现代医学研究发现，踮脚走路可以起到锻炼屈肌的效果。从经络角度来看，踮脚走路还可以促进足三阴经的通畅。在养生学家看来，踮脚走路与正常走路交替进行，具有祛病强身的作用。当然，需要注意的是，老年人在使用此法时应注意安全，以免站立不稳而摔倒；患有较严重的骨质疏松症患者也不宜用此法。

总而言之，踮脚跟运动不受场地、时间和器械的限制，可以简单有效地养肾强身，消除疲劳，预防某些职业病的发生，同时也是中老年人保健强身的简易锻炼法。

"经济实惠"的护肾运动

"天地俱生，万物以荣，夜卧早起，广步于庭。"

——《黄帝内经·素问·四气调神大论》

现代人的生活节奏非常快，紧张而忙碌，很多人将大部分时间用于工作、陪伴家人、休闲娱乐，根本没有足够的时间和精力去运动，去健身，再加上现在的健身培训班和健身器材的费用较高，导致人们更加不愿意锻炼身体。而随着年龄的增长，肾气却会日渐衰弱，长期不运动，则更是加剧了肾气亏虚的速度，这样必然会给身体健康带来巨大的安全隐患。

基于此，中医为大家提供了解决之道：不费力、不费时、不费钱的"经济实惠"型养肾运动方式，如踢毽子、散步、慢跑、骑自行车等。这些运动不用花钱，但功效很大，用"经济实惠"来形容恰如其分。

踢毽子

健身养肾两不误

踢毽子离不开抬腿、跳跃、屈体、转身等肢体动作，这可使全身都能得到锻炼，还能有效地增强踝、膝、髋、肘关节以及腰椎、颈椎的灵活性和柔韧性，尤其能舒展下肢关节、肌肉和韧带。经常踢毽子还有助于疏通经络、益气填精，进而起到强腰护肾的功效，这是一项值得大力提倡的运动。

踢毽子不受时间和场地的限制，不管是屋里屋外，还是庭院操场，只要有几平方米的空地，就可以踢起来。

踢毽子动作要领

准备 转动四肢、脖子和关节，以防扭伤；衣服和裤子穿得薄些，以免动作吃力；穿平底鞋为宜。

方法 1：盘踢

双腿微分，右手持毽，然后将毽子向上抛起，当毽子下落到腿膝部时，右腿屈膝外展并上摆，并用右脚内侧足弓中部向上踢毽子，待毽子落下时，重复此动作即可。

方法 2：绷踢

两腿微分，右手持毽，将毽子向上抛起，待毽子落于膝盖下方时，上身微向前倾，伸出腿、屈踝，用脚背向上踢毽子，待毽子落下时，继续踢上去，如此重复即可。熟练后，可以双脚交替踢。

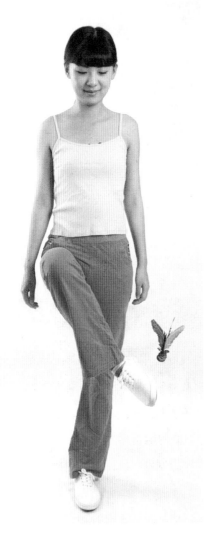
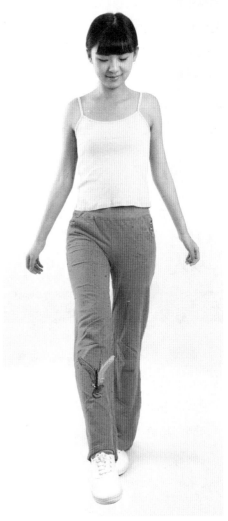

方法 3：拐踢

　　双腿微分，左手持毽，微转上半身，然后将毽子向上抛起，当毽子下落至右腿膝部外侧时，将右腿屈膝、屈脚踝，小腿向上摆动，并用脚外侧将毽子向上踢起，待毽子下落时，再重复此动作即可。

方法 4：磕踢

　　将毽子抛起，然后用膝盖向上撞起来，再用手接住，继续抛起，继续用膝盖撞起来，如此重复该动作即可。

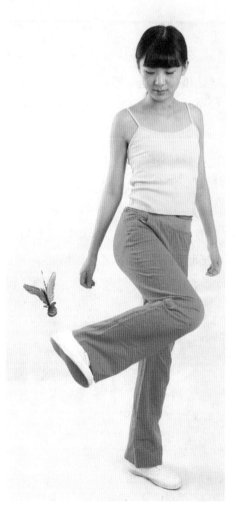 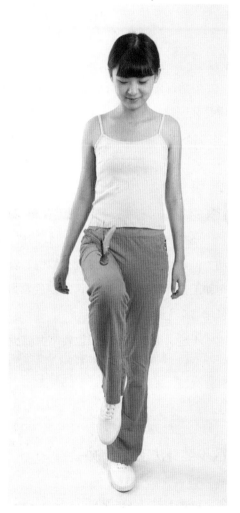

　　以上踢毽子的方法不拘时间、地点，踢毽子的时间自己把握，以30分钟左右为宜。

　　踢毽子还可以缓解人的"亚健康"状态。因为踢毽子要求人要集中注意力，从而能够有效地化解人的心理压力。另外，踢毽子时大家有说有笑，在这种欢快的气氛下，人的心情也会变得愉快起来，心情好了，烦恼自然也就被赶跑了。

散散步

闲庭信步把肾养

俗话说："饭后百步走，活到九十九。"这里的百步走，意指散步。散步可以说是我国从古至今的一种传统健身方法，历代养生家们对此法颇为推崇，认为"百练不如一走"。《黄帝内经》中就有"夜卧早起，广步于庭"的记载，这里的"广步"就是指散步。唐代药王孙思邈也对散步一法推崇至极，他提倡"行三里二里，及三百二百步为佳……令人能饮食无百病"。由此可见，散步是一种简便易行又受百姓青睐的"经济实惠"型健身法。

坚持散步可以提高人体四肢的协调性，能让全身的关节筋骨得到适度的活动，同时也让人们的情绪变得愉悦、轻松，进而使机体气血流通，经络通畅，还有助于养肾壮筋骨，总而言之，经常散步有益于五脏安康，身体强健，最终达到延年益寿之效。

不过，散步虽好，但也要掌握散步的要领。

散步健身法动作要领

1. 速度

按照速度来划分，散步可以分为三种：快步、缓步和逍遥步。

快步 每分钟大约走 120 步。快步走可以让大脑兴奋，振奋精神，使下肢变得更加矫健有力。但是，快步并非疾走，只是相对于缓步走稍微快点。

缓步 每分钟大约走 70 步。缓步走可以稳定情绪，消除疲劳，健脾开胃。通常情况下，缓步走适合年老体弱者。

逍遥步 指走走停停、快慢相间，犹如观赏景物般的散步。由于这种散步法自由而随便，故称其为逍遥步。这种方法适合病后康复者。

2. 时间

日常生活中，人们通常在早晚散步。在中医里，最适合散步的时间如下。

饭后 饭后散步可以健脾消食，有助于消化，有延年益寿之功。但饭后需要隔一段时间再散步，切忌在饱食后立即散步。

清晨 早上起床后，在公园里或路上等空气较为清新、环境较为宁静的地方散步，不仅可以锻炼筋骨，还有益于心肺功能。

春天 春天散步是顺应自然的最佳健身法，因为春季万物生长，人也应该跟随春天万物生长的步伐而运动。

3. 技巧

散步虽简单，但也有技巧。按照散步的技巧进行锻炼，效果会更好。

散步前 散步前要做好准备工作，放松身体，调匀呼吸。

散步时 散步时步伐要自然轻松，从容和缓，犹如闲庭信步一般，正如清代曹庭栋在《老老恒言·散步》中所言："散步者，散而不拘之谓。且行且立，且立且行，须得一种闲暇自如之态。"

散步时宜保持心情愉悦，不要边走边思考问题。最为重要的是，散步应循序渐进，量力而为，做到不劳不倦，因为过劳则耗气伤形，起不到散步的效果。持之以恒，定能获益。

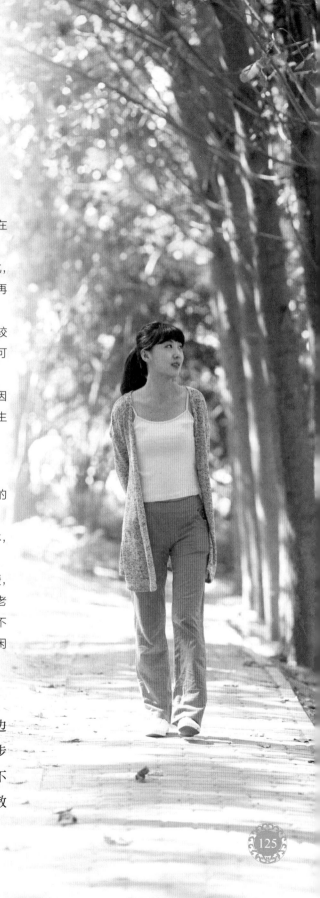

慢慢跑

最简单的有氧运动

现如今，慢跑作为强身健体的方法已经风靡全世界，更是成为人们强身健体、长葆青春、延年益寿、防治病症的一种方式。

其实，早在两千多年前的古希腊，就已经留下了"如果您想强壮，跑步吧！如果您想健美，跑步吧！ 如果您想聪明，跑步吧！"的千古名言；在我国民间也素有"人老腿先老，人衰腿先衰"的说法。可见，古今中外都很推崇和青睐慢跑这种运动方式。

在中医学里，肾主骨，肾气的充足与否和机体关节、筋骨的强健紧密相连。随着年龄的增加，人体的肾气会日渐不足，进而导致筋骨力量下降甚至骨质疏松的出现。而运动能养肾，运动能健身，长期适当的慢跑可以有效养肾，强壮筋骨。

现代医学研究表明，经常慢跑不仅能有效减肥，增强心肺功能，降低血脂水平，促进血液循环并扩张血管，还能降低血压以及高血压病合并心、脑、肾病变的发病率。与此同时，慢跑还可以增强机体骨骼的密度，有效预防骨质疏松。对于高血压病低危、中危患者及临界高血压的人，尤其是中青年来说，慢跑是一种有效的自然疗法。

慢跑除了有以上好处外，无须任何体育设施、无需长期的特殊技术指导，也是其广受老百姓青睐的原因之一。

慢跑虽简单，但也要注意一些事项：跑时躯体保持正直，除微前倾外，切勿后仰或左右摆动；肌肉及关节要放松；上肢要前后摆动，以保持前进时的动作及惯性，保证胸廓的正常扩张；尽量用鼻子呼吸，这样可有效地防止咽炎、气管炎；跑时脚的前半部先着地，蹬地时也是前半部用力，而不能整个脚掌同时着地或用力；脚掌别擦地，不然会加大前进的阻力，易使脚掌疲劳、碰伤甚至摔跤。

慢跑虽然简单有效，但要想达到健身不伤身的效果，慢跑还需注意以下要领。

慢跑动作要领

1. 准备工作

慢跑前需要活动一下四肢、脚腕或先走一走，否则可能会引起心脏供血不足，进而出现胸闷的症状，也可能会导致关节、韧带扭伤。

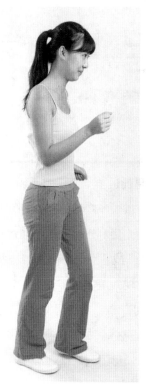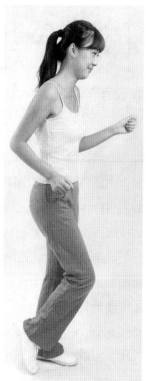

2. 方法

慢跑的正确方法是：两手微微握拳，两臂自然下垂前后摆动，上臂稍微向前倾，腰稍弯，腿不宜抬得过高，身体重心要稳，全身肌肉要放松，步伐要均匀有节奏，双脚落地要轻，而且宜用前脚掌着地，忌用脚后跟着地，如此可预防身体受到震动。

3. 速度

慢跑速度宜保持在每分钟 100~120 米。时间以 10 分钟左右为宜，根据身体情况也可自己调整慢跑时间。

4. 技巧

跑步时，应用鼻呼吸，尽量不要用嘴呼吸，以免引起咳嗽、恶心、呕吐；另外，呼吸的频率应与步伐协调，通常为两步一吸，两步一呼。

慢跑结束前，应逐渐减慢速度，也可改为步行，切勿突然停止不动。

慢跑后若出汗较多，应马上擦拭干净，穿好衣服，待休息30分钟左右再沐浴。

需要特别注意的是，如果在慢跑过程中出现腹痛症状，应马上停止运动。如果有严重高血压经药物治疗后血压依然处于180/130毫米汞柱以上者以及有高血压病并发症，如心脏病、冠心病、心绞痛等患者则不宜慢跑。

要取得跑步的健身效果，就必须持之以恒地坚持下去。如果每周跑步少于4次或中途放弃，那就很难收到预期的锻炼效果。鉴于此，从开始便应将跑步养成一种习惯，习惯成自然之后，跑步就会成为一种乐趣，成为生活中的必需，那这时就必然会收获运动带来的健康"果实"。

倒着走

气血调畅防腰痛

　　千里之行，始于足下。脚最主要的作用便是行走。除了行走，它其实还有另一个重要的作用，那就是促进全身血液的循环，也因此被誉为人体的"第二心脏"。按照中医理论，脚上有很多穴位，多走路可以刺激这些穴位，进而间接起到按摩的作用，尤其是倒着走更利于全身的气血运行。

　　倒走，也称为"逆步走"或"反走"，有资料表明，倒走100米的健身效果超过向前走1000米的效果。现代医学研究证实，倒走可以锻炼腰脊肌、股四头肌和踝膝关节周围的肌肉、韧带等，从而调整脊柱、肢体的运动功能，促进血液循环。长期坚持倒走，对腰腿酸痛、抽筋、肌肉萎缩、关节炎等有良好的辅助治疗效果。更重要的是，由于倒走属于不自然活动方式，还可以锻炼小脑对方向的判断，同时还能增强人体的协调功能。

　　日常生活中，很多老年人喜欢倒着走，因为这样做不受时间限制，而且可以在室内室外进行，但是在人多、车多的地方以及低洼凹凸不平的路上不宜行走。鉴于此，无论是年轻人，还是老年人，倒走时一定要掌握要领。

倒走动作要领

1. 准备

　　先观察行走路面的情况，看是否适合倒走；然后活动四肢，放松全身。

2. 方法

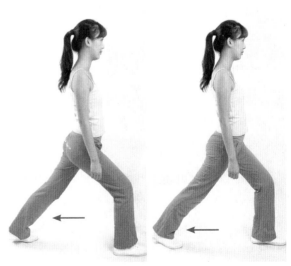

摆臂式倒走 身体直立，抬头挺胸，两眼目视前方，双臂自然下垂。退步时大腿全力后抬，向后迈步，随之身体重心后移，并以前脚掌着地，然后放平后脚跟，左右腿交换退步，双臂则配合腿的动作前后自由摆动。

叉腰式倒走 身体直立，抬头挺胸，两眼目视前方，双手分别叉腰，拇指在后，其他手指在前，且拇指要按在肾俞穴上，退步动作与摆臂式倒走一样，每退一步都要用两手的拇指按压一下肾俞穴。

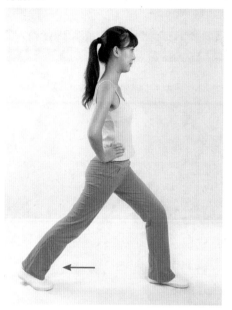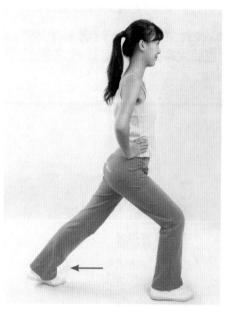

3. 时间

倒走时每次可走 20 分钟，每天可走 2~3 次。

初次练习者退步时速度要慢，步子要小，而且练习的时间要短些，待练习时间长、次数多后，则可适当加快速度，延长时间。

4. 技巧

膝盖别弯曲，双腿要挺直，步伐缓慢而均匀，挺胸抬头，有规律地呼吸。

每天坚持倒走 200~400 步，坚持下去才可收到锻炼的效果。

倒走时脚尖轻触地面，用力部位是踝关节和足跟骨。

倒走时，一定要注意后方动向，掌握平衡，以免摔倒受伤。

初次练习者宜将身体稍向前倾，退步时腿自然下落，将重心放于前面。

有些老年人初次练习倒走会出现头晕和偏离方向的问题，之所以如此，和其未能正确掌握倒走的要领有关。鉴于此，建议老年人在初次练习倒走时最好选择路平人少的直路倒走，练习时间长了就能掌握其中的门道。

作为倒走的主要人群，老年人倒走时一定要注意安全，要量力而行，特别是患有心脑血管疾病的老年人，一定要遵照医生的意见进行锻炼，切勿盲目加时加速，以免加重身体的负担，违背练习倒走的本意。

摩腰眼

松筋舒骨益肾气

对于中老年人来说，随着年龄的增加，肾气多有不足，这时很多人采取的补肾方法是食补，而忽略了按摩补肾。例如按摩腰眼可起到补肾益气的作用。按摩腰眼作为我国古代流传下来的养生方法，已经经过了千百年的验证，功效非常显著。

"腰为肾之府"，腰眼穴是肾脏所在的部位。按摩腰眼，可起到温煦肾阳、畅达气血的作用，同时还能预防腰痛，防治泌尿生殖系统病症。

腰眼穴为经外奇穴，在背部腰椎第三椎棘突左右各开3~4寸的凹陷处，正好在肾脏所处的位置上。腰眼穴的简易找法是，当我们双手叉腰时，四个手指在前，大拇指在后，这时大拇指所按的凹陷处便是腰眼穴。

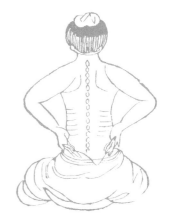

从现代医学的观点来看，按摩腰部既可以扩张局部皮肤里的毛细血管网，促进血液循环，加速代谢产物的排出，又可以刺激神经末梢，修复病损组织，提高腰肌的耐力。按摩腰眼穴不仅可以防治慢性腰肌劳损、急性腰扭伤，还可以缓解腰椎间盘突出、坐骨神经痛等疾病的症状。

至于具体操作要领，详细介绍如下。

按摩腰眼动作要领

准备

　　或站或坐，上身挺直，放松全身。

方法

擦腰 双掌掌根按在腰眼处，然后上下用力擦动，动作要快速有力，以腰部感觉发热为止。

揉腰 双手握拳，用拇指指腹按在腰眼处，右手按顺时针、左手按逆时针方向同时旋转用力按揉 30~50 次，以腰部感觉酸胀为止。

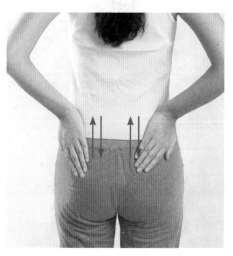

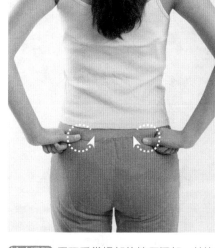

拿捏腰肌 用双手拇指和食指同时拿捏脊柱两侧的骶棘肌，要从上到下分别拿捏腰肌，直至骶部。如此自上而下重复拿捏 4 次即可。

抖动腰肌 用双手掌根部位按压腰部，并快速上下抖动 15~20 次。

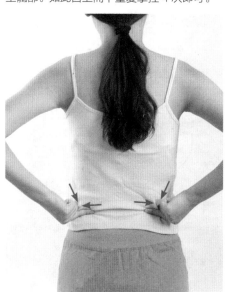

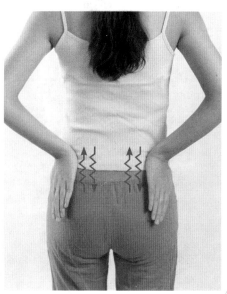

叩击腰骶部 双手握空拳，以拳眼有节奏地用力交替叩击腰骶部，一定要由腕部发力，力度稍微轻些，从上至下反复叩击 15~30 次。

点揉 将双手背后，用中指指腹点按脊柱的棘突，双手要尽量向后背，凡是手指能触及的棘突和棘突下凹陷中的穴位，都要一一点揉，一直到腰阳关穴下（即第五腰椎棘突），反复做 30 次左右。

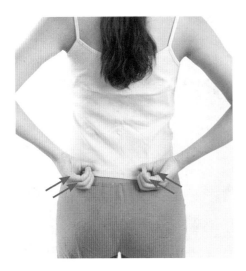

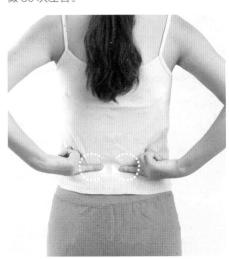

甩打 双手半握拳，腰部自然地左右转动，随着腰部转动，上肢也随着一起自然甩动；当腰向右转动时，带动左上肢的拳拍打右腹部，同时右上肢的拳背拍打左腰部，如此反复转动，双拳不断拍打腰部、腹部，每侧拍打 200 次为宜。

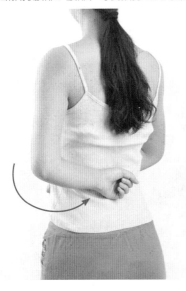

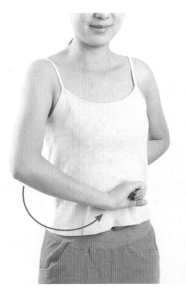

　　按摩腰部虽然功效显著，但也需长期坚持才有效。如果不长期坚持练习，那么是很难起到预期效果的。

护腰操

激发阳气壮腰脊

自古以来，人们说起腰就会联想到肾，说到肾就会联想到腰，腰肾好似一体。关于这一点，《黄帝内经·素问·脉要精微论》作了解释，它说"腰者肾之府"，意即腰是肾的所在之处，故腰的好坏与肾气的充足与否有着紧密的联系。

现代社会，生活节奏快，生活压力和工作压力很大，再加上缺乏运动、熬夜等不良生活习惯，导致人们的肾气日渐亏虚，使腰部负担越来越重，好多人出现了腰痛的毛病。鉴于此，我们必须养好肾，护好腰。

护腰操动作要领

准备

活动四肢、脚关节、腕关节，放松全身。

方法

1. 原地站立，两脚分开，两臂侧平举，腰向前弯，用右手摸左脚尖，站直后再用左手摸右脚尖。如此反复，做10~20次为宜。

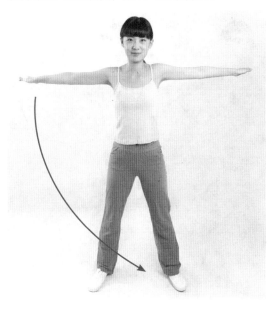
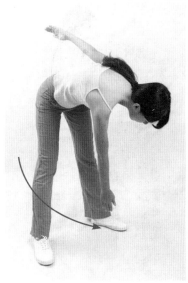

2. 原地站立，两脚分开，两臂上举，腰向前弯，两手掌伸直后用指尖摸地，站直后再将腰部向后仰，脸朝上。如此反复，做 10~20 次为宜。

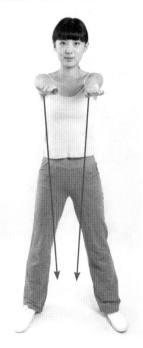
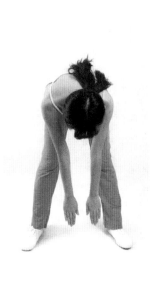
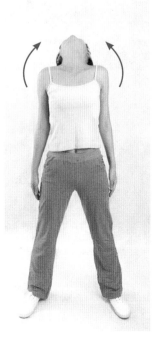

3. 原地站立，双脚分开，两手叉腰，腰部向左侧弯，还原后再向右侧弯。如此反复，做 20~40 次为宜。

4. 原地站立，双手叉腰，按顺时针方向转腰，站直后再按逆时针方向转腰，各做 10~20 圈。

5. 原地站立，两臂伸直，呈 90 度，先向左后扭腰，还原后再向右后扭腰，连做 5~10 次为宜。

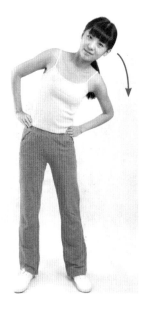
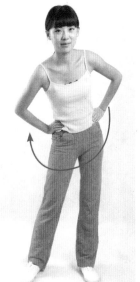
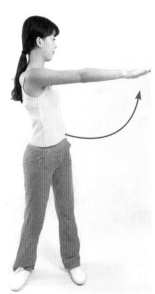

6. 俯卧于床，头、胸上抬，小腹部着床，两臂展开伸直，两腿并拢伸直上抬，坚持 10 秒钟后放下，休息片刻再做，连做 5~10 次为宜。

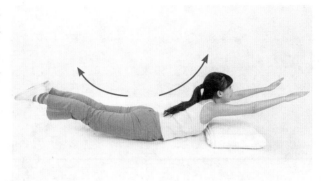

7. 仰卧于床，两臂随意放在体侧，以头、脚着床，腰部上拱，姿势如同桥形，坚持 10 秒钟后放下，连做 5~10 次为宜。

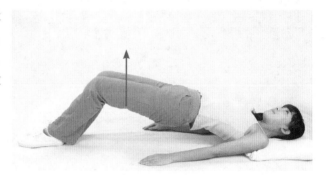

8. 原地站立或俯卧于床，放松全身，双手微握拳捶打腰部，至腰部发热为止。

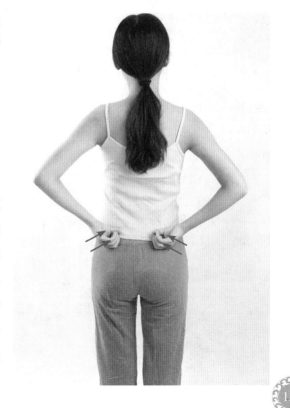

长期练习此操，可以起到疏通经脉、补肾纳气的作用。现代研究表明，长期做护腰操不仅能扩张局部皮肤里的毛细血管，促进血液循环，加速代谢物的排出，还能刺激神经末梢，有助于病损组织的修复，同时也可以提高腰肌的耐力。

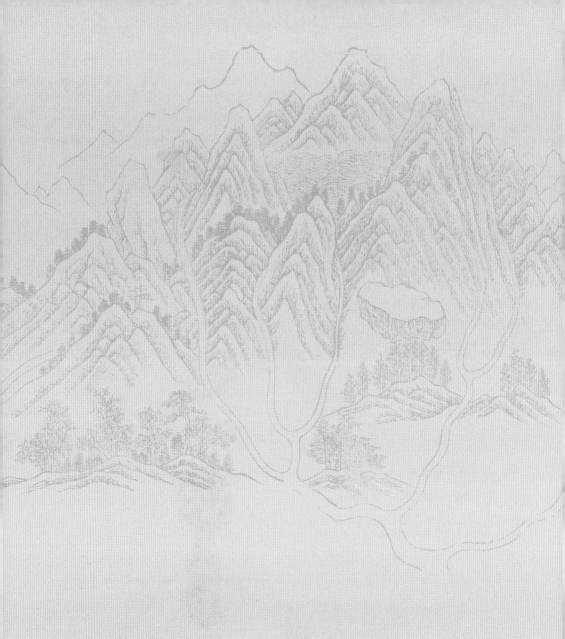

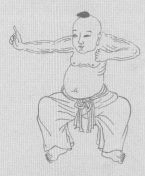

扫码收听
本章附赠音频课

"形数惊恐，经络不通，病生于不仁，
治之以按摩醪药。"

《黄帝内经》秘藏
经络与穴位养肾的智慧

五脏六腑与十二经脉之间的关系甚为紧密，每一条经脉都对应着一个脏腑。通过刺激经络循行部位和相应穴位，可以起到调养脏腑的作用。因此，养肾可以采用疏通肾经和刺激肾经腧穴的方式进行。

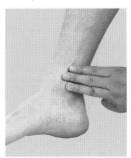 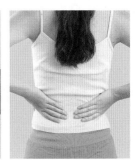

肾经，养肾的百宝箱

在十二经脉中，肾经起于脚趾下，终于舌根部，内属于肾。中医理论认为，适当地刺激肾经及其上面的穴位，诸如涌泉穴、然谷穴、太溪穴、复溜穴等，可以通过调理气血进而达到养肾强肾的效果。可以说，肾经就是养肾的百宝箱。

俞府穴
彧中穴
神藏穴
灵墟穴
神封穴
步廊穴
幽门穴
腹通谷穴
阴都穴
石关穴
商曲穴
肓俞穴
中注穴
四满穴
气穴
大赫穴
横骨穴

阴谷穴
筑宾穴
交信穴
复溜穴
太溪穴
大钟穴
水泉穴

涌泉穴

照海穴
然谷穴

涌泉穴

肾经之气的源泉

"肾出于涌泉，涌泉者，足心也，为井木。"
——《黄帝内经·灵枢·本输》

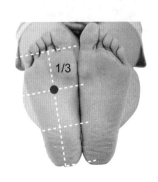

涌泉穴位于足底部，卷足时足前部凹陷处，约在足底第二、第三趾趾缝纹头端与足跟连线的前1/3处。也可采取简易的取穴方法，仰卧或俯卧，屈脚掌，在脚底掌心前面正中的凹陷处即是涌泉穴。

涌泉穴是肾经的首穴，肾经之气就如源泉之水，从脚底涌出，灌溉全身各处。所以，涌泉穴是肾经上的一个重要穴位，对养肾有重要作用。经常刺激涌泉穴有调节肾经及肾脏功能的作用。

经穴养生	保养方法	保健功效
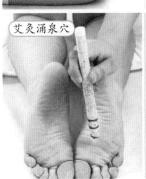 按摩涌泉穴	睡前洗净脚底，端坐，用左手掌心来回搓摩右脚的涌泉穴和脚底，以感觉发热、发烫为度。搓摩完毕，再用拇指指腹点按涌泉穴，以有酸痛感为度，然后两脚互换。	可以使人耳聪目明、精力充沛。同时还能防治神经衰弱、失眠、眩晕等疾病。
艾灸涌泉穴	睡前洗净脚底，取俯卧位，让家人帮忙灸涌泉穴。点燃艾条，火头对准穴位，距离皮肤3~5厘米施灸，以患者皮肤有温热感且无痛感为宜，灸15~20分钟，以局部皮肤潮红为度。	艾灸有温阳的功效，作用于涌泉可补肾助阳。

然谷穴

滋阴补肾养睡眠

"然谷，然骨之下者也。"
——《黄帝内经·灵枢·本输》

在足内踝前，取穴时，先摸一下脚的内踝骨，在前斜方2厘米处有个高骨头，然谷穴就在高骨的下缘。

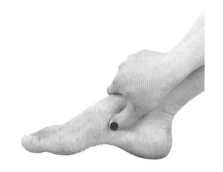

然谷穴是肾经上的穴位，然谷穴的"然"字同"燃"，燃烧的意思；谷，表示该穴位于山谷间，精气埋得非常深，在脚内踝前起的大骨间，有火在人体深深的溪谷中燃烧之意。刺激然谷穴，可以起到滋阴清热、补肾利水的作用。另外，然谷穴是肾经的荥穴，荥穴有很好的清火作用。

经穴养生	保养方法	保健功效
按摩然谷穴 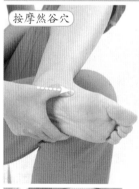	用拇指用力往下按然谷穴，按下去后再马上放松。当拇指按下去的时候，穴位周围乃至整个腿部的肾经上都会有强烈的酸胀感，但随着手指的放松，酸胀感会马上消退。等酸胀感消退后再按，如此重复10~20次。双脚的然谷穴都要按。如果是给自己按，可以两个穴位同时进行。	可以起到退虚热，益肾阴，理下焦，利水湿的作用，对防治阴痒、子宫脱垂、月经不调、遗精、咳血、黄疸以及糖尿病都有一定的疗效。
点刺然谷穴	睡前洗净脚底，或坐或躺，用一小捆捆好的牙签点刺然谷穴，每次10~20下，每天1~2次。点刺时一定要控制好力度，切忌用力太大，刺破皮肤。	点刺然谷穴具有温阳益肾、滋阴降火的作用。

大钟穴

益肾平喘、通调二便

"足少阴之别，名曰大钟，当踝后绕跟，别走太阳；其别者，并经上走于心包，下外贯腰脊。其病气逆则烦闷，实则闭癃，虚则腰痛，取之所别者也。"

——《黄帝内经·灵枢·本输》

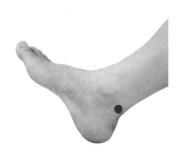

大钟穴位于人体的足内侧，内踝后下方，跟腱的内侧前方凹陷处。大钟穴与太溪穴相邻，在太溪穴下0.5寸处。

大钟穴是肾经上的穴位，按揉此穴具有排毒驱寒，补肾平喘、通调二便的作用。按揉这个穴位可以让气血沿肾经内达肾脏，从而补充肾气，帮助改善肾气不足所致的各种症状。

经穴养生	保养方法	保健功效
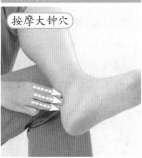 按摩大钟穴	可以用食指、中指、无名指三指相平，自上而下均匀地推按大钟穴，时间以5分钟为宜。	可以补充肾气，排除体内毒素，通调二便，对防治腰痛、咽痛、神经衰弱、哮喘以及泌尿、生殖系统病症有一定疗效。
 艾灸大钟穴	睡前洗净脚底，取坐位，点燃艾条，火头对准穴位，距离皮肤3~5厘米施灸，以皮肤有温热感无痛感为宜，灸15~20分钟，以局部皮肤潮红为度。	可以起到补肾暖身的作用，尤其对腰痛有显著的改善作用。

太溪穴

汇聚肾经元气

"肾出于涌泉，涌泉者，足心也，为井木；溜于然谷，然谷，然骨之下者也，为荥；注于太溪，太溪，内踝之后，跟骨之上，陷者中也，为输。"

——《黄帝内经·灵枢·本输》

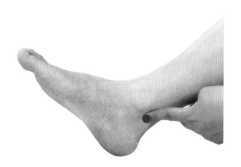

太溪穴位于足内侧，内踝后方与脚跟骨筋腱之间有一个大凹陷，这凹陷的中间，即是太溪穴。

太溪穴处在肾经经气最旺的地方，刺激太溪穴，可起到滋肾阴、补肾气、壮肾阳的作用。也就是说，凡是与生殖系统相关的病症以及腰痛、下肢不利等都可以通过按摩太溪穴得到防治。

经穴养生	保养方法	保健功效
按摩太溪穴 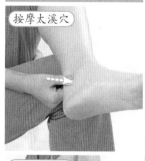	取坐位，用拇指点压太溪穴约1分钟，然后按顺时针方向按揉1分钟，逆时针方向按揉1分钟，也可以使用按摩棒或光滑的木棒按揉。注意力度要柔和，以局部有酸胀感为佳。	可以起到补肾益阴、清退虚热、大补元阳、调理胞宫的效果，对防治腰痛、喉痛、牙痛、失眠、阳痿、遗精等病症有显著疗效。
艾灸太溪穴	取坐位，点燃艾条，火头对准穴位，距离皮肤3~5厘米施灸，以皮肤有温热感无痛感为宜，灸15~20分钟，以局部皮肤潮红为度。	可以起到补肾壮阳的作用，尤其对泌尿、生殖系统病症有显著作用。

水泉穴

清热益肾、通经活络

"肾足少阴之脉，起于小指之下，邪走足心，出于然谷之下，循内踝之后，别入跟中……"

——《黄帝内经·灵枢·经脉》

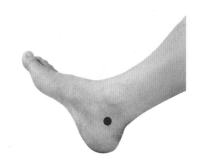

水泉穴位于人体的足内侧，内踝后下方，就在太溪穴直下1寸，跟骨结节的内侧凹陷处。

水泉穴是足少阴肾经的常用腧穴之一。按摩水泉穴有活血通经的作用，止痛效果非常好。当痛经发作时按揉水泉穴往往可以起到缓解疼痛的效果。另外，从水泉穴的名字可以看出，它同"水"有关。一切与水液代谢失常有关的问题，比如水肿、小便不利等，都可以通过刺激水泉穴来调理。

经穴养生	保养方法	保健功效
（按摩水泉穴）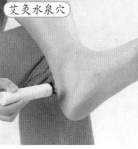	用拇指指腹先做逆时针方向推按，再做顺时针方向揉按，以局部有酸胀、麻痛感为宜。每侧每次按摩 5~10 分钟。	可以起到大补肾阳、利水消肿、活血调经的作用，对改善足跟痛、水肿、小便不利等症有显著疗效。
（艾灸水泉穴）	取坐位，点燃艾条，火头对准穴位，距离皮肤 3~5 厘米施灸，以皮肤有温热感无痛感为宜，灸 5~15 分钟，以局部皮肤潮红为度。	可以起到利水消肿、活血调经的作用，尤其对妇科病症有显著的疗效。

照海穴

滋肾清热的要穴

"胸气………从然谷穴循内踝之下一寸，照海穴也。"

——《黄帝内经·灵枢·卫气篇》

照海穴位于足内侧，在内脚踝凸起处向下约1寸的凹陷处，左右脚各一穴。

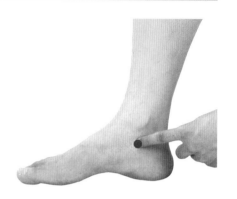

照海穴有和气血、平阴阳、滋肾清热的功效。经常刺激照海穴，可以滋肾清热，调经止痛，对改善扁桃体炎、慢性咽炎、胸闷气短、神经衰弱、癔症、失眠、便秘、肩周炎、子宫脱垂以及月经不调等病症有一定疗效。

经穴养生	保养方法	保健功效
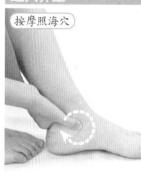 按摩照海穴	坐在床上，屈膝，脚底平踏在床面上，然后用拇指揉按内踝下的照海穴，轮换按压左、右穴位或同时按压均可，但都需按到穴位处产生酸胀感为止。每天坚持按揉2次，每次3~5分钟。但是，按揉时要注意保持安静，若感到嘴里有津液，则要缓缓咽下去。	促进血液运行，调整脏腑功能，对肩周炎、声音嘶哑、嗓子痛、失眠、胸闷以及扁桃体炎有一定疗效。
艾灸照海穴	取坐位，点燃艾条，将其置于照海穴之上，距皮肤3~5厘米，以皮肤感觉温热且无痛感为宜，时间以5~15分钟为宜，直到局部皮肤潮红即可。	温经散寒，纾解挛急，行气活血，对缓解肩痛非常有效。

复溜穴

改善肾功能

"肾出于涌泉，涌泉者，足心也，为井木；溜于然谷，然谷，然骨之下者也，为荥；注于太溪，太溪，内踝之后，跟骨之上，陷者中也，为腧；行于复留，复留，上内踝二寸，动而不休，为经。"

——《黄帝内经·灵枢·经脉》

2寸

复溜穴位于人体的小腿里侧，脚踝内侧中央上二指宽处，太溪穴直上2寸，跟腱的前方。

刺激复溜穴可以起到滋阴补肾、固表止汗、利水消肿的功效，对腹泻、水肿、消渴、盗汗、自汗、月经不调等病症有一定的改善作用。

由于肾经与人体生长发育有着非常紧密的联系，所以经常刺激复溜穴可以改善肾功能，增强记忆力，让人精力充沛，可延缓衰老。

经穴养生	保养方法	保健功效
按摩复溜穴	每天早晚用拇指指腹由下往上推按，左、右腿各推按1~3分钟。或者将米粒、绿豆等用医用胶布固定在穴位上，这样可维持长时间的刺激效果。	使阻滞的气血得到疏通，补肾益气，能够有效改善水肿、腰痛、肾炎、神经衰弱、记忆力减退、手脚冰冷等病症。
艾灸复溜穴	取坐位，点燃艾条，放在距复溜穴3~5厘米处施灸，以皮肤感觉温热且无痛感为宜，灸5~15分钟，直到局部皮肤潮红即可。	改善肾功能，利水消肿，对腹泻、水肿、肾虚腰痛以及尿失禁有一定疗效。

肾经上的其他穴位

足少阴肾经共有54个穴位，身体两侧各27个穴位，其中有10个穴位分布于下肢内侧面的后缘，其余的17个穴位则分布于胸腹部任脉两侧。足少阴肾经起于涌泉穴，终于俞府穴。现将肾经上的部分穴位作一简单介绍：

穴位	定位	穴位图	应用	功效
交信穴	位于小腿内侧，在太溪穴直上2寸，复溜穴前0.5寸，胫骨内侧缘的后方	交信穴 复溜穴 2寸 太溪穴	按摩：用手握住小腿部，手指指腹按压、揉	益肾调经，调理二便
筑宾穴	位于小腿内侧，太溪穴上5寸，腓肠肌肌腹的内下方	筑宾穴 5寸 太溪穴	按摩：用手握住膝部，拇指按压、揉	调理下焦，宁心安神
阴谷穴	位于腘窝内侧，屈膝时，在半腱肌肌腱与半膜肌肌腱之间	阴谷穴	按摩：拇指按压、揉	益肾调经，理气止痛
横骨穴	位于下腹部，在脐中下5寸，前正中线旁开0.5寸处	0.5寸	按摩：按压、揉	益肾助阳，调理下焦
大赫穴	位于下腹部，当脐中下4寸，前正中线旁开0.5寸处	肚脐 大赫穴 5寸 横骨穴	按摩：仰卧，点揉穴位2分钟左右	散热生气，补气壮阳

穴位	定位	穴位图	应用	功效
肓俞穴	位于腹中部，当脐中旁开0.5寸处		按摩：用中指的指尖垂直按揉穴位，至有热痛感为宜。每天早、晚各1次，每次1~3分钟	理气止痛，润燥通便
石关穴	位于上腹部，当脐中上3寸，前正中线旁开0.5寸处		按摩：用手指指腹端垂直按压	攻坚消满，调理气血
幽门穴	位于上腹部，当脐中上6寸，前正中线旁开0.5寸处		按摩：可以采用摩、揉、按、点等多种手法来加以刺激穴位。每天3次，每次2~3分钟	健脾和胃，降逆止呕
灵墟穴	位于胸部，当第3肋间隙，前正中线旁开2寸处		按摩：用手指指端按压、揉	舒肝宽胸，肃降肺气
或中穴	位于胸部，当第1肋间隙，前正中线旁开2寸处		按摩：用手指指端按压、揉。每天2次，每次3分钟	宽胸理气，止咳化痰
俞府穴	位于锁骨下缘，前正中线旁开2寸处		按摩：用大拇指指腹垂直按压该穴。每天早、晚各1次，每次按揉3~5分钟	止咳平喘，和胃降逆

利用好肾经外的养肾大穴

　　肾经以及肾经上的穴位都有一定的养肾功效，这一点已经在实践中得到验证。其实，在人体众多的经穴中，有一些肾经之外的穴位也有不错的养肾补肾作用，比如关元穴、命门穴、足三里穴、三阴交穴、肾俞穴等。这些都是中医养生中鼎鼎大名的养肾大穴，其养肾之功相较于肾经穴位有过之而无不及。我们来看看吧！

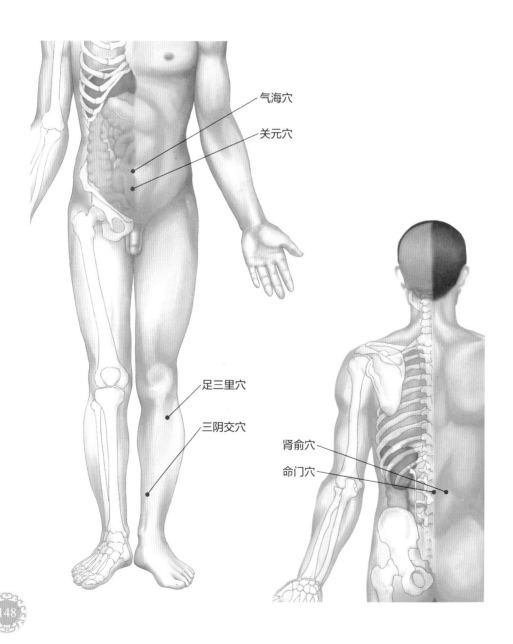

气海穴

关元穴

足三里穴

三阴交穴

肾俞穴

命门穴

关元穴

促肾气活跃

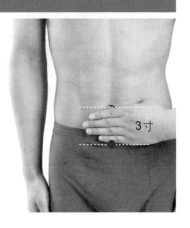

3寸

"三结交者，阳明，太阴也，脐下三寸，关元也。"

——《黄帝内经·灵枢·寒热病》

关元穴在肚脐眼直下3寸处（或将自己的四指并拢，横放在脐下，小指下缘与脐下垂直线的交点就是关元穴）。

关元穴为一身元气之所在，刺激关元穴可大补元气。元气可以促进机体正常生长发育，同时也是温煦和激发各脏腑经络等机体组织进行正常生理活动的原动力。长期适当地按摩关元穴，可以大补元气，强身健体，延年益寿。

经穴养生	保养方法	保健功效
按摩关元穴 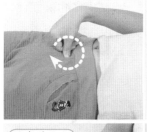	取坐位或仰卧位，用拇指按压关元穴1分钟左右，然后顺时针揉关元穴1分钟左右，接着再逆时针揉关元穴1分钟，以局部感觉酸胀为宜。每天早、晚各一次。按摩本穴时，力度要轻柔，但不是浮而无力。	可以大补元气，培肾固本，温经调血，疏理子宫，对改善遗尿、月经不调、阳痿、遗精、痛经、失眠等有显著疗效。
艾灸关元穴 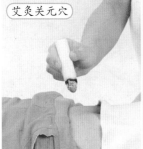	取坐位或仰卧位，点燃灸条，置于距关元穴2~3厘米处，灸10~15分钟，以局部皮肤出现红晕发热为宜。可每天或隔天灸1次。	艾灸关元穴能提高人体免疫功能，有助于保持旺盛的生命力。

气海穴

补肾虚益元气

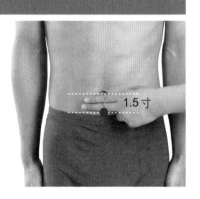

"人有髓海，有血海，有气海，有水谷
之海，凡此四者，以应四海也。"

——《黄帝内经·灵枢》

1.5寸

气海穴位于下腹部，肚脐直下1.5
寸处（或下腹部正中线上，肚脐中央向
下2横指处）。

气海穴为任脉上的重要补虚穴，有"气海一穴暖全身"的说法。这说明气海
穴具有强壮全身的作用，可补肾益气，调整全身虚弱状态，增强免疫力及防卫功
能，对先天禀赋不足、后天劳损太过、大病初愈或产后体虚等都有一定的补虚作
用，而且能和足三里穴、命门穴等互相配合使用，以达最佳补养效果。

经穴养生	保养方法	保健功效
按摩气海穴 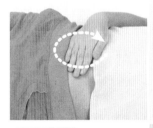	先以右掌心紧贴气海穴，然后按顺时针方向分小圈、中圈、大圈，按揉100~200次；再以左掌心按逆时针方向分小圈、中圈、大圈，按揉100~200次。按揉时动作要轻柔、缓慢，按摩至有热感为宜。每天早、晚各1次。	可以补肾虚，益元气，对改善头发枯黄、面无光泽、月经不调、阳痿、遗精等都有一定的疗效。
热敷气海穴 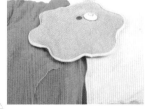	取仰卧位，每天晚上用热水袋（切勿太烫）在气海穴处进行热敷，时间以3~5分钟为宜。	可以促进气血通畅，补气壮阳，但女性经期经量较多者不宜使用此法。

肾俞穴

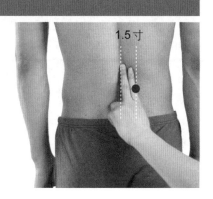

1.5寸

"膈腧在七焦之间，肝腧在九焦之间，脾腧在十一焦之间，肾腧在十四焦之间。"

——《黄帝内经·灵枢·背腧》

在腰部，第二腰椎棘突下，旁开1.5寸处，与命门穴的位置相持平。

穴位养肾，首推足太阳膀胱经上的肾俞穴。中医历来重视肾气的保养，作为肾的保健要穴，经常按揉肾俞穴有助于温补肾阳、强腰利水，对于腰痛、肾脏疾病、高血压、低血压、耳鸣、精力减退等都有显著的保健效果。长期从事脑力劳动而又缺少运动的人，平时可多按摩后腰的肾俞穴。

经穴养生	保养方法	保健功效
按摩肾俞穴 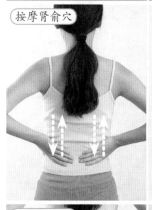	将两手搓热，用手掌自上而下反复按摩50~60次，两侧同时或交替进行，每次10~15分钟；或者双掌摩擦发热后，将掌心贴于肾俞穴处，时间以3~5分钟为宜；也可以直接用手指按揉肾俞穴，至出现酸胀感，且腰部微微发热为宜。为了增强按摩的效果，可以在按摩前、后用热毛巾或热水袋在肾俞穴处进行热敷。	可以补肾益气，尤其对月经不调、性冷淡、阳痿、遗精等生殖方面的病症有辅助治疗效果。
晃动肾俞穴 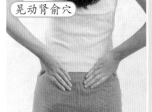	坐在椅子或床边，双手叉腰，自然呼吸，然后缓慢地向左晃动腰身36次，再向右晃动36次，晃动时最好划大圈，头部也一同缓慢晃动，早、晚各1次。	晃动腰部也可以达到温补肾阳的效果，这对缺少运动的久坐一族非常适用，能够促进腰部气血运行，防治腰痛。

命门穴

温肾壮阳延缓衰老

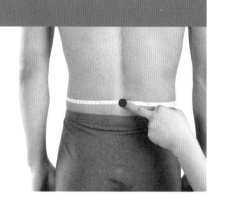

在人体腰部，当后正中线上，第二腰椎棘突下凹陷处（肚脐水平线与后正中线交点，按压有凹陷处即是）。

命门穴，顾名思义，即生命之门。通常是指生命之火起源的地方，也就是肾阳之气聚集之处。生活中人们常说的命门进补，其实就是指益肾壮阳。对于中老年人来说，经常搓擦命门穴可起到强肾固本、温肾壮阳、延缓衰老的作用。

经穴养生	保养方法	保健功效
按摩命门穴 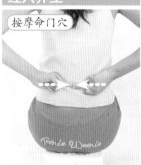	用双手中指指腹相叠，用力揉按，以有强烈的压痛感为限。每次揉按3~5分钟。	可补益肾气、延缓衰老、增强腰膝力量，对防治阳痿、遗精、四肢凉有显著作用。
艾灸命门穴 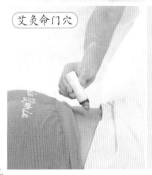	取俯卧位，点燃艾条，置于距命门穴2~3厘米处，灸10~15分钟。	可以温通气血、增强身体的免疫力、增强体质，对治疗痛经效果明显。

足三里穴

补中益气抗衰老

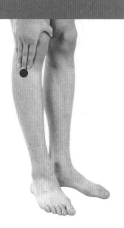

"邪在脾胃，则病肌肉痛，阳气有余，阴气不足，则热中、善饥；阳气不足，阴气有余，则寒中，肠鸣，腹痛；阴阳俱有余，若俱不足，则有寒有热，皆调于足三里。"

——《黄帝内经·灵枢》

在膝下胫骨外缘，距膝眼下3寸（用手掌心盖住膝盖骨，食指、中指与无名指并排伸直，中指指端下就是足三里穴）。

民间素有"拍打足三里，胜吃老母鸡"的说法，坚持拍打或按摩足三里，不仅能促进微血管循环，还能调节机体免疫力，增强抗病能力，调理脾胃，补中益气，通经活络，扶正祛邪。

经穴养生	保养方法	保健功效
按摩足三里穴	用大拇指或中指在足三里穴做按压动作，每次5~10分钟，每分钟按压15~20次。按压时以有针刺般的酸胀、发热感为宜。按压时，力量可由小到大。	能增强身体抵抗力，健脾和胃，益寿延年，还能防治心脑血管方面的疾病。
艾灸足三里穴	取坐位，将艾条点燃，置于距足三里穴2~3厘米处，温灸5~10分钟。每周艾灸1~2次。艾灸时应让艾条的温度高些，使局部皮肤发红，艾条缓慢沿足三里穴上、下移动，以不灼伤皮肤为度。	可以调理脾胃、调理气血、提高身体抵抗力、延缓衰老，缓解急性胃痛、急性肠炎、便秘以及糖尿病、高血压等病症。

三阴交穴

补肾固元

"足太阴之本,在中封前上四寸之中。"

——《黄帝内经·灵枢·卫气》

在人体小腿部,内踝高点直上3寸,胫骨内侧面后缘。

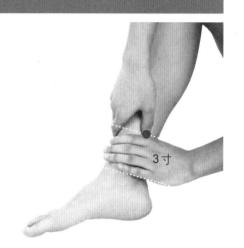

3寸

三阴交穴作为肝、脾、肾三条阴经的交会穴,犹如交通枢纽,可以调节足三阴经的气血运行,同时补益肝、脾、肾三脏,所以刺激本穴具有健脾益气、补肝滋肾、调血止痛等功效,对改善脾胃虚弱、消化不良、腹胀腹泻、白带过多、子宫下垂、全身水肿、小便不利、失眠、性冷淡等病症有显著疗效。

经穴养生	保养方法	保健功效
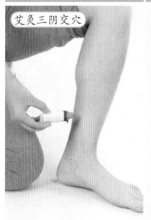 艾灸三阴交穴	取坐位,将艾条点燃,置于距三阴交穴2~3厘米处,温灸10~20分钟,每天1次。	可养气血、强肾固元、调理脾胃,对肤色黯淡、脾胃虚弱以及女性性欲低下等病症有着显著的辅助调理作用。

经穴养生	保养方法	保健功效
按摩三阴交穴 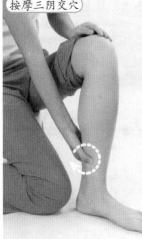	1. 揉法：拇指指腹放在穴位上，稍用力按揉 30~50 次。或者用拇指或中指按揉穴位 1 分钟，以局部发热或发红为佳。 2. 推法：用拇指指腹着力，做自上而下或自下而上的直推法 150~200 次。 3. 摩法：屈曲膝关节，三阴交穴朝上，然后用四指按摩三阴交穴，按 80~120 次。	无论采用何种按摩方式，只要经常按摩三阴交穴，就有疏通经络、补肾固元、健脾养胃、促进消化的功效，同时对改善痛经、遗精、眩晕、头痛、高血压、月经不调以及泌尿系统病症有一定功效。
刮拭三阴交穴 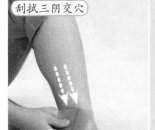	取坐位，将脚平放于床上，用刮痧板以一定角度从上而下刮拭三阴交穴，每次 3~5 分钟，每天 1 次。	可以起到活血化瘀的作用，能够使经络气血通畅，对缓解因肌肉、韧带、骨骼损伤导致的身体疼痛有显著作用。但孕妇禁用此法，因为可能导致流产。
拔罐三阴交穴 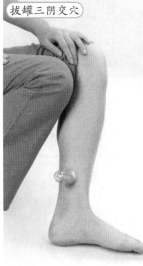	取坐位，将小的真空抽气罐置于三阴交穴处，然后抽出空气，使罐子吸在穴位处，留罐 10~15 分钟，待吸拔部位的皮肤充血、瘀血时，将罐缓缓取下。如果罐子吸拔力较强，则可适当缩短留罐时间，以免起水泡。需要注意的是，心脏病、皮肤病及皮肤损伤者、患有神经系统疾病者、肺结核及各种传染病、各种骨折、身体极度衰弱者、过度疲劳、孕妇、女性经期、过饱、过饥、过渴、醉酒等，都应慎用或禁用拔罐。	可调补肝、脾、肾三经的气血，使三经气血调和，取得调补精血、延年益寿的效果。

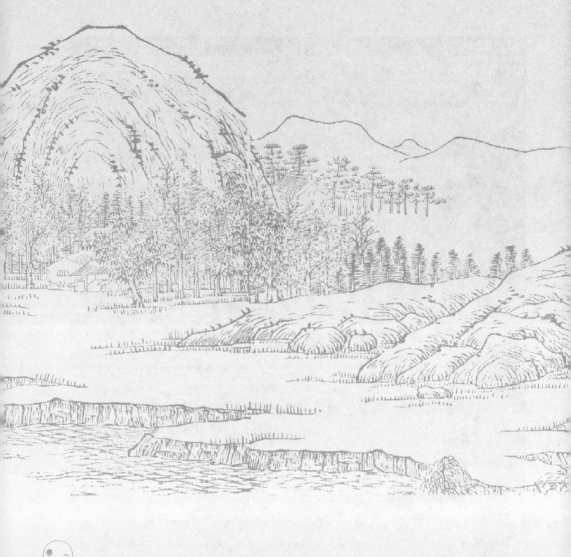

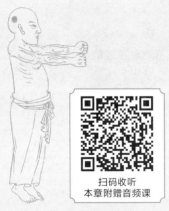

扫码收听
本章附赠音频课

"是以圣人为无为之事，乐恬惔之能，
从欲快志于虚无之守，故寿命无穷，
与天地终，此圣人之治身也。"

来自《黄帝内经》
的起居养肾智慧

　　《素问·上古天真论》说："饮食有节，起居有常，不妄作劳，故能形与神俱，而尽终其天年,度百岁乃去。"作为生命之本的肾，要想健康强壮，也应该遵循《黄帝内经》中的"起居"养生之道，做到节欲固精、顺应四季、作息规律、情志豁达。

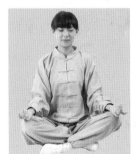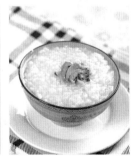

肾主藏精，房事应有节

"今时之人不然也，以酒为浆，以妄为常，醉以入房，以欲竭其精，以耗散其真。不知持满，不时御神………故半百而衰也。"

——《黄帝内经·素问·上古天真论》

《黄帝内经》明确指出，纵欲者寿命不可能长，因为纵欲会伤肾耗精。肾乃先天之本，伤肾意味着折寿；而精乃人体生长、发育、壮盛、衰老的基础，一旦耗精过度，自然会影响生长、发育、壮盛和衰老的全过程，甚至引发疾病。有鉴于此，一定要节制房事，如此方可保养肾精，保养生命。

欲是本能，但要有节

《黄帝内经·素问·至真要大论》说："阴阳者，血气之男女也……万物之能始。"在传统医学中，男为阳，以气为本；女为阴，以血为本。故男女交合犹如天地交汇繁衍万物，始能孕育子女后代，人类方可延续。

男女交合之欲乃人的本能，是人的生理需要。实践表明，适度房事有益于身心健康，有助于延年益寿，不可强行禁欲、绝欲。

古人将"精""气""神"视为人身三宝，而"精"是物质基础，无精则无气，无气则无神。古代善养生者，必保其精，精足则气盛，气盛则神旺，进而精神十足，老当益壮，而保精之要在于节欲。

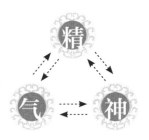

"精""气""神"，生命的源泉。

作为人身三宝之一的精，是生命的物质基础，古人认为"凡精少则病，精尽则死，不可不忍，不可不慎"。节欲保精是房事养生的基本指导思想。虽说欲不可禁，但也不可纵，需有节。如果男女交合放纵无度，则只会耗费肾精，损伤元气。

那么，欲不可纵，又不可禁，怎么才能做到恰到好处，进而益寿延年呢？其实，早在《素女经》中就有关于不同年龄者应当如何安排每月行房次数的讨论。唐代药王孙思邈又在此基础上加以完善，他在《千金方》中写道："人年二十者，四日一泄，三十者，八日一泄，四十者，十六日一泄，五十者，二十日一泄，六十者，闭精勿泄。若体力强壮者，一月一泄。凡人自有气力强盛过人者，亦不可抑忍久而不泄，致生痈疽。若年过六十而有数不得交会，意中平平者，自可闭固也。"大意是说，行房次数根据每个人的体质水平因人而异。

这种行房次数，对于身体强壮的现代人来说可能会嫌太少，但是对于以保精节欲为原则的养生家来说，则大体适度，可作为夫妻房事参考。总之一句话，行房次数根据体质因人而异即可。

在节欲方面，除了"欲不可纵"之外，还有"欲不可早"之说，就是说欲是不可以提前的。俗话说，男耗精，女耗血。过早地开始性生活，对女子来说就会伤血，对男子来说就会伤精，这样一来对身体的伤害是非常大的。因此古代的养生家素来强调要能控制自己的身体，控制自己的性欲，否则就会因为欲念而耗散精气，丧失掉真阳元气。

总的来说，人体衰老是不可抗拒的自然规律，但其进程却因人而异。有的人未老先衰，有的人老当益壮，奥秘就在于肾精的盛衰。而肾精的亏虚多因房事不节所致，故节欲保精对养肾，对健康，乃至延年益寿都至关重要。

房事应随季节而动

古人认为，天地是个大宇宙，人体是个小宇宙，天与人相通且相互感应。生于天地间的人类，其一切生命活动都与自然息息相关，古人称之为天人合一。意即人必须随时随地与自然保持和谐平衡，只有如此，人体的各种生理活动才能稳定、有序，才可以保证身体健康。

中医天人合一的理论认为，作为一种人的本能，房事有其自身的规律，同时也受自然界变化的影响。不同的季节，对房事的影响各不相同，应该根据四时季节的气候变化来调整行房频次，从而达到阴阳平衡，与自然界春生、夏长、秋收、冬藏的变化规律相适应。

正如《养生集要》所说的："春天三日一施精，夏及秋当一月再施精，冬当闭精勿施。夫天道冬藏其阳，人能法之，故得长生……"

春季

春季未暖还寒之时，阳气上升，万物生长，欣欣向荣。此时，行房次数可适当增多些，以顺应春生之势，这样也有利于组织器官的代谢活动，进而增强生命活力，愉悦身心。

中医认为，春三月属发陈之时，天地俱生，万物以荣。春风当令，万物升发，于化主生，应于肝木。这时适宜以使志生，生而勿杀，予而勿夺，赏而勿罚。此时性生活既要迎合春季的特点，使升发之性充分展露、身心调畅、意气风发，切忌恼怒抑制，有悖春季生发之性，但又不能任其春情滋生、任意放荡。

夏季

夏季炎热之时，各种植物生长茂盛，一派繁荣景象。此时，行房次数应根据自身意愿进行，不要过度克制，从而让身体顺应夏长之势，同时也可使体内阳气不受限制地向外宣泄。但需要注意的是，夏季天气燥热，体内阳气容易躁动，宣泄过度，故此时行房次数应低于春季，有所节制。

中医认为，夏三月属蕃秀之时，天地气交，万物华实。夏暑当令，万物茂盛，于化主长，心气内应。此时性事可较春为多，然欲不可纵，尚须节欲。不可"以酒为浆，以妄为常。醉以入房，以欲竭其精，以耗散其真"，势必弄得"半百而衰"。古人认为房中之事，能生人，能杀人，譬如水火，知用者，可以养生，不能用之者，立可致死矣。过于沉迷房事反而可致真元耗散，髓精枯竭，肾虚阳痿，耳聋目盲，肌肉消瘦，齿落发白。

秋季

秋季万物收获之时，天气渐凉，草黄叶落，一派萧瑟景象。此时，行房次数应减少，性欲应加以克制、收敛，从而使体内的阳气不再过多地向外发泄。

中医认为，秋三月属容平之时，此时天气以急，地气以明，秋燥当令，万物萧条，于化为收，应乎肺金。这时适宜使志安宁，以缓秋刑，收敛神气，使秋气平，无外其志，使肺气清。秋季处于阴长阳消阶段，性生活应有所减少，使志安宁，收敛神气。然秋季气候宜人，性生活仍应有度，不纵不禁。纵欲过度反而伤人，孙思邈认为"恣情欲多，则命通朝霞也。"所以秋天宜养阴为主，适度节欲。

冬季

冬季冰天雪地之时，万物蛰伏，阳气封藏。此时，行房次数应严格控制，尽量减少性生活，以保精为重。如果冬季纵欲无度，则极易使寒邪损伤阳气，伤肾伤身，导致气弱肾虚，引发疾病。

中医认为，冬三月属闭藏之时，此时冬寒当令，万物闭藏，大地收藏，万物皆伏，肾气内应而主藏，故养生应以养肾为主，违背这一规律则会伤肾。所以冬季房事保健更要讲究闭藏。阳气内闭，代谢降低，此时要依靠生命的原动力——肾气来发挥作用，以保证生命活动适应自然界的变化。在日常生活中应注意：精神宁谧，饮食温和，"早卧晚起，以待阳光"，锻炼身体，预防感冒；避免酒后行房。

房事不仅要遵循四季之道，还应遵循一些禁忌，比如孙思邈就曾说："交会者当避丙丁日，及弦晦冥，大风、大雨、大雾、大寒、大暑、雷电霹雳、天地晦冥、日月薄蚀、虹蜺地动，若御女者，则损人神不吉，损男百倍，令女得病，有子女必癫痴愚暗哑聋聩，挛跛盲眇，多病短寿，不寿不仁。"孙思邈以上关于房事的忠告，是对四季房事养生的补充。

总的来说，房事应当顺应春生、夏长、秋收、冬藏的养生规律，达到养肾保精、延年益寿的目的。

欲有所忌，入房有禁

在《黄帝内经》中，不仅介绍了房事养生的具体方法，同时也介绍了房事养生的禁忌。古代养生家非常重视行房禁忌，强调"欲有所忌"，入房有禁。所谓禁忌，就是某些情况是不宜行房的。如果不顾禁忌行房，很可能会损害身体健康，甚至引发病症，过早衰老。

酒后忌行房事

《黄帝内经》记载："醉以入房……不知持满，不时御神，务快其心，逆于生乐，起居无节，故半百衰也。"道理很简单，就是说醉酒后行房，会导致精枯力竭，损气耗神，最终使人过早衰老，甚至生病。梁代医学家陶弘景在《养性延命录》中说："交接（性交）尤禁醉饱，大忌，损人百倍。"元代医家李鹏飞也说："大醉入房，气竭肝肠，丈夫则精液衰少，阴痿（即阳痿）不起；女子则月事衰微，恶血淹留生恶疮。"可见，醉酒行房对男女双方都没有好处。

身体疲劳时忌行房事

日常生活中，有些夫妻久别重逢，兴奋之余难免亲昵一番。其实，这种做法是错误的。因为久别重逢之时，常常是远行之人身体疲劳之时，故此时宜及时休息调理，尽快恢复体力达到生理平衡。若又以房事耗精血，必使整个机体脏腑虚损，造成种种病变。《千金要方·房中补益》就说："远行疲乏来入房，为五劳虚损，少子。"

情绪差时忌行房事

中医认为七情过度则会损伤脏腑，其实，七情过度时行房也会伤身。关于这一点，孙思邈就在《千金要方·房中补益》中作了说明："人有所怒，气血未定。因以交合，令人发痈疽。"

当人情志发生剧变时，气机常常会失常，脏腑功能也会失调。在这种情况下，如果再行房事，就可能会引发病症，一旦受孕还可能影响胎儿的生长和发育。那么，应该在什么情绪下行房呢？

《素女经》说："欲合之道，在于定气、安心、和志，三气皆致至，神明统归。"就是说应该在宁心安神、泰然稳持下行房，而不应在焦躁慌张、忧愤嫉妒、愤怒郁闷等情绪下行房，否则只会伤身伤肾，甚至导致发病。

除了以上几种情况之外，在饱食和饥饿时、天气异常时、患有疾病时以及女性月经期间都不宜行房事，否则于身无益，甚至引发疾病。

天人合一，养肾四时有别

"逆春气则少阳不生，肝气内变。逆夏气则太阳不长，心气内洞。逆秋气则太阴不收，肺气焦满。逆冬气则少阴不藏，肾气独沉。夫四时阴阳者，万物之根本也。所以圣人春夏养阳，秋冬养阴，以从其根；故与万物沉浮于生长之门。逆其根则伐其本，坏其真矣。"

——《黄帝内经·素问·四时调神大论》

中医认为，养生需达到天人合一的境界，方可达到养生延年益寿之效。天人合一，就是要顺应自然之道，顺从四时阴阳的变化。作为养生重点，养肾当然也需要顺应自然之道，顺从四时阴阳的变化。

春季，养阳助生发

春季是四季之首，是万物更新、大地复苏之时，此时天气由寒转暖，正如《素问·四气调神大论》所说："春三月，此谓发陈。天地俱生，万物以荣。"在这个时段，天地之间以及人体之内的阳气如同旭日东升，处于阳气升发、萌发向上的状态，因此人们在饮食、生活起居、情志和运动锻炼等方面应当顺应季节特点，以此保养阳气。阳气得以保养，肾自然受益，达到养肾强身的目的。

春季养阳当从饮食、药物、起居、保暖、运动等方面进行调理。

饮食调养

俗话说，药补不如食补。春季不宜食用过于油腻的食物，以免损伤肝脾。在日常生活中，可以适当多吃些胡萝卜、西红柿、莴苣、土豆、南瓜等健脾、护肝的蔬菜，提高机体免疫力。同时，还可多吃些柑橘、苹果等水分较多、味道甘甜的水果。

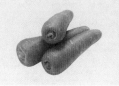 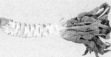 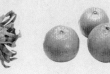

药物调养

春季时节，自然界万物生长，体内脏腑阳气亦处于生发状态，为了避免阳气生发受到抑制，春季应当少吃咸、酸的食物，适当吃些辛辣食物。在药膳方面，可以吃地黄粥、羊肾粥、防风粥等补虚、补肾之品。但是，春天最好不要服用温补的药酒，以免导致内生热毒，从而引发疾病。

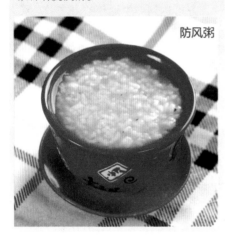

防风粥

御寒保暖

春天阳气渐生，阴寒未尽，尤其是早春，春寒料峭，昼夜温差较大，肾喜暖恶寒，所以春季一定要做好御寒保暖工作。在着装上，既要穿着宽松舒展，又要柔软保暖，应随着气候的变化而增减衣物，保证身体温暖有度。

通常，寒自下而起，故春季衣着应"下厚上薄"，这样可以保证寒气无法入身。另外，春风虽暖，但身体仍容易被外邪入侵，故出汗后应马上擦干，千万不要吹风着凉，以防伤风感冒。

起居调养

《黄帝内经》记载："春三月，此谓发陈。天地俱生，万物以荣。夜卧早起，广步于庭，被发缓形，以使志生，生而勿杀，予而勿夺，赏而勿罚。此春气之应，养生之道也。"大意是说，春季应当到空气新鲜和避风的地方散步，从而与大自然万物生发的春气相协调，相呼应。

运动调养

春季万物生发，人也应当顺应自然，多做运动，活动筋骨，可以散散步、打太极拳、放风筝等，这样就可以在一年之初锻炼好身体，养好肾阳。但需要注意的是，春季的运动量不宜过多，微微出汗即可，若出汗太多，容易导致阳气外泄，不利于养肾。

夏季，养阴助阳气

四季中，夏季是阳气最盛的时节，也是人体新陈代谢最为旺盛的时期。此时节人体阳气外发，伏阴在内，气血运行也日渐旺盛。这个时期，毛孔经常处于打开状态，且人体出汗较多，容易导致气随津散，极易伤津耗气，再加上长夏时节雨多湿重，更易损伤阳气。

夏季当如何养阳养肾？《理虚元鉴》中明确指出："夏防暑热，又防因暑取凉，长夏防湿。"这就告诉大家，盛夏时节当防暑邪，长夏时节当防湿邪，同时还要保护好人体阳气，避免过分贪凉而损伤体内的阳气。

饮食调养

夏季饮食一定要清淡，如果经常吃肥甘厚腻的食物，就会使体内热引痰湿，日久会使肝阳上亢、脾阳虚衰，导致肾阳受损，甚至引发痰湿证。夏季烹调应注重色、香、味，以增进食欲。同时还应多喝白开水，当然也可以自己做清凉食品，如绿豆粥、莲子粥、荷叶粥以及赤豆糕、酸梅汤、菊花茶等；还可以吃一些新鲜凉拌菜，加些醋、蒜泥、姜末等调味品，既能解暑祛湿、健脾益肾，又能抑菌杀菌、预防肠道疾病。

此外，夏天天气炎热，气温高，人们出汗多，此时如果适当吃些冷饮，不仅能消暑解渴，还可帮助消化，促进饮食，有益健康。

但是，如果不加节制贪食生冷之物，就会损伤阳气，引起胃痛、腹痛、腹泻等疾病。尤其是老年人阳气已衰，过食生冷更会伤及脾肾之阳，造成腹泻不止。鉴于此，夏天切不可贪食生冷之物。

药物调养

夏季补肾宜选用药性平和的滋补之品，若服用温热的补肾产品，反而会因其中的燥热成分损伤气血，甘润滋补之品才能补肾不伤身。

夏季高温暑热，伤阴伤气，故适宜服用清暑、益气、生津的药物，例如竹叶、荷叶、沙参、甘草等；如果出现头痛、眩晕、胸闷、心悸、身热无汗、恶心欲吐之症，则可服用清暑化湿药，如青蒿、银花、佩兰、藿香、连翘、滑石等。

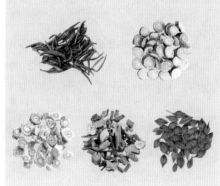

如今，很多人在夏季开空调避暑，导致风寒从体表侵入身体。当空调温度过低时，人体由高温环境转入阴凉环境，忽冷忽热对人体非常不利，易导致感冒、风湿痛、心脏病、肠胃病等。通常情况下，夏季空调温度控制在不低于26℃就可以了。

在夏季，由于温度较高，在早上和傍晚可以适当做一些室外运动，例如打球、跑步、登山、骑行。需要注意的是，外出运动不可过度劳累、过度出汗，否则会损伤阳气。

秋季，滋阴润燥

春夏当养阳，秋冬当养阴。秋季气温日低，阳气日渐收敛，阴精潜藏于内，故必须保养体内阴气。加之秋季气候干燥，极易伤身，故秋季养生应以滋阴润燥为主。

根据五行理论可知，秋属金，肾属水，而金生水，秋季养肾，应注意肾阴的调养。

大体来说，要想在秋季达到滋阴润燥的目的，还需要从饮食、药物、起居、运动等方面进行调养。

饮食调养

秋天是四季当中最为干燥的季节。燥伤阴液，故秋天会经常出现口干、咽干、干咳无痰、大便不畅等症状。秋天的饮食原则以防燥护阴、滋阴润肺为主。中医里有"秋季饮食，少辛增酸"的说法，少辛指少吃辛味食物，原因就在于辛味燥烈发散，更伤阴液。在秋天要"增酸"，多吃酸性食物，因为酸可敛阴生津，又可以增强肝功能，抑制肺气的亢盛。

鉴于此，秋季应当吃些带酸味、具有滋阴润燥作用的水果，如山楂、葡萄、柚子、石榴等。此外，秋季不宜食用肥甘厚腻之物，这些食物不易消化，吃得太多容易生痰生火，而内生之火会耗伤津液，伤肾伤身。

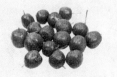

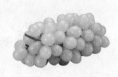

药物调养

秋季日渐寒冷，阳气开始收敛，故当进补。通常情况下，除了阳虚型体质者之外，不宜过多食用酿热生温的药物及食物，如人参、鹿茸、肉桂、羊肉、狗肉等，以防秋燥伤身。年老体弱者则宜晨起食药膳粥，例如百合莲子粥、生地汁粥、黑芝麻粥等。此外，还可进食燕窝粥、松仁粥、山药粥、核桃粥、莲肉粥等，这些药膳都有滋阴、润燥、补虚的作用。

精神调养

到了深秋时节，万物萧条，草木衰落，一片肃杀景象。自然界的气候环境对于人的心理有非常大的影响，有的人在秋季会出现悲秋之心，心情低落，惆怅满怀。这样的情绪不利于滋阴润燥，当然也不利于维护身心健康。为了调摄精神，化解低落情绪，应主动参加娱乐活动，例如看戏、看电影、唱歌、跳舞、旅游等，以此娱悦心情，抵消秋季带给人精神上的不良影响，如此则可强健身心。

运动调养

秋天天高气爽，气候干燥，而肺喜润，故秋燥之气最易伤肺阴。肺属金，肾属水，金可生水，故增强肺功能，就可增强肾功能。选择运动时应以"调气调神"的锻炼方式为主，这样可使人体上下气体贯通，有益于增强肺功能。可以在清晨闭目叩齿21下，咽津，然后以两手搓热熨眼，此法有助于养肺阴，补肾虚。

起居调养

秋季时分，阳气日渐收敛，故起居也应随之改变。古人云，早卧早起，与鸡俱兴。之所以秋天应早睡早起，就是因为秋天万物收敛，人们从夏到秋尚未完全适应，故而早卧既能顺应阳气之收，又能避免凉气侵袭，如此对身体有益。

我国也有春捂秋冻之说，指入秋后加衣不要过早、过多，应适当减慢添衣的速度，让身体逐渐适应气温的变化过程，从而增强耐寒力，正如《养生镜·起居》中所言："秋三月，天气消砾，毛发枯槁，棉衣宜渐增添。"当然，这种方法应当从入秋时开始，千万不要突然增减衣物，否则会导致疾病的产生。

另外，秋季气候干燥，湿度小，风力大，容易导致皮肤干裂。平时要使室内保持一定的湿度，并随时补充水分。

冬季，固精温阳

寒冬腊月，天寒地冻，阴盛阳衰，草木凋零，万物闭藏。冬季是补肾的最佳时节。中医讲究天人合一，人应顺应大自然的规律，到了冬季就应有所潜藏。《黄帝内经》说："冬三月，此谓闭藏。"冬季养生当从避寒温肾开始，因为肾阳是人体的元阳，肾阳又称为"命门之火"，可以温濡全身阳气。

肾乃先天之本，是人体生命之源，而肾中的精气是人进行生命活动的根本。总之，肾关系着人的生长、发育和衰老，冬天肾气当令，正是养肾良机。

饮食调养

按照自然规律，冬宜藏，所以冬季饮食原则也以"藏"为主，应多补充能量，为来年春季的生发积蓄能量。大体来说，冬季宜多食羊肉、狗肉、鹅肉、鸡肉、核桃、栗子、白薯等温热之性的食物。

同时，由于冬季寒冷使人毛孔闭塞，加上容易多吃温热性的食物，往往会出现热郁于里的证候，所以还应多吃一些萝卜来通达胃肠之气。俗话说"冬吃萝卜夏吃姜，到老不用开药方"就是这个道理。

此外，冬季千万要少吃黏硬、生冷的食物，因为此类食物易使脾胃之阳受损，不利于脾胃健康。脾胃功能受损，会影响后天之精的生成，后天之精受到影响，不能补养先天之精，不利于养肾。

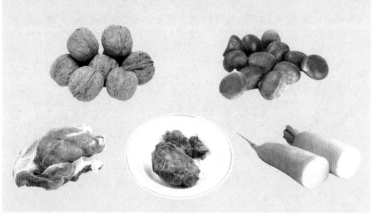

运动调养

常言道："冬天动一动，少生一场病；冬天懒一懒，多喝药一碗。"无数实践表明，冬季适当做运动，可以增强身体的耐寒力，促进机体新陈代谢速度，还可增加身体热量，这些对身体非常有益。需要注意的是，一定要避免在大风、大寒、大雪、雾霾中锻炼。

空气质量较差的早晨，不宜在室外锻炼，否则会对身体健康造成影响。尤其是老年人，早晨更不应该在室外锻炼，可以在室内做一些适合老年人的运动，例如按摩、导引术、气功、保健功、太极拳等。

精神调养

冬季主闭藏，冬季养生也应顺应自然之道，那就是"伏藏"。为了保证人体阴阳精气的伏藏，就需要保持精神的安宁和情绪的稳定，以保护人体的精气。

起居调养

冬三月，天地闭藏，在起居方面也应顺应自然之道。由于肾喜暖恶寒，故室内温度要恒定，不可过冷，否则会伤肾。

人体肾、脾、肝三阴经与膀胱、胃、胆三阳经在足部相交。特别是足心处的涌泉穴，是肾经的起始处。俗话说"寒从脚下生"，所以每天晚上临睡前用热水泡泡脚，水温控制在42℃左右，这样能改善足部的血液循环，消除疲劳和改善睡眠，增强机体的抵抗能力。

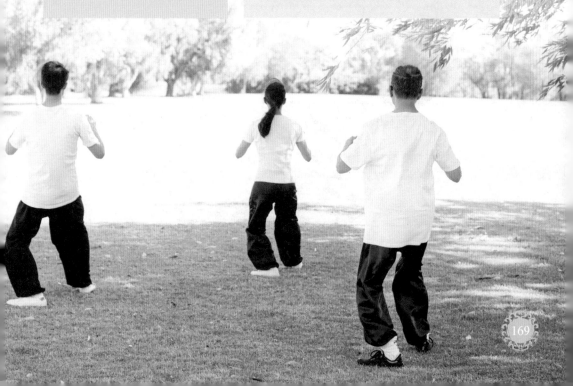

作息规律，善待身体

"食饮有节，起居有常，不妄作劳，故能形与神俱，而
尽终其天年，度百岁乃去。"

——《黄帝内经·素问·上古天真论》

古代养生家认为，人们的寿命长短与能否合理安排起居作息有着密切的关系。《黄帝内经》就认为"食饮有节，起居有常，不妄作劳，故能形与神俱，而尽终其天年，度百岁乃去"。可见，起居有常，作息规律，是"度百岁"的前提之一。那么如何才能做到作息规律呢？

好睡眠就是一剂养肾药

每个人都需要睡眠，睡眠是人的生理需求，正如《黄帝内经·灵枢·邪客》所说："天有昼夜，人有卧起……此人与天地相应者也。"也就是说，好的睡眠质量是顺应大自然规律、顺应人生理特点的最简单的养生之道。

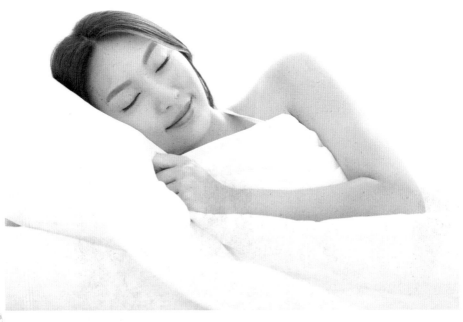

对于睡眠的作用，大家都深有体会。当一个人劳累一天后，睡一觉，整个人就神清气爽，精力百倍。但是，当一个人长期缺乏睡眠时，身体得不到修复，久而久之，人体的精、气、血就会耗伤进而影响五脏功能。心、肝、脾、肺、肾一伤，疾病丛生，身体健康自然也就无从谈起。

在现实生活中，有相当多的人睡眠不足，长期睡眠不足更是会对身体健康造成危害。

睡眠不仅仅是一种生理活动，它还可以滋养五脏，当然包括肾。为了我们的健康，为了我们的五脏，为了我们的肾，我们要好好利用睡眠这剂良药，用其滋补身体，延年益寿。

具体来说，要想用好睡眠这剂良药，还应做到以下四点。

睡眠时间

通常来说，正常人的睡眠时间以每天8小时左右为宜，而体弱多病者则可根据自身情况适当增加睡眠时间。至于具体睡眠长度，由于每个人体质和年龄不同，因人而异，没有一定之规，只要次日觉得神清气爽，精神状态良好，那就说明睡眠质量很好。

睡觉姿势

通常来说，睡眠时宜身睡如弓，向右侧卧。大多数人的心脏在身体左侧，故向右侧卧可减轻心脏承受的压力，有益于睡眠。需要注意的是，睡眠时双手尽量不要放在胸前和肚子上，否则很可能影响睡眠。

睡觉时间段

晚上11点以前应进入睡眠状态；中午12点到13点之间宜小睡片刻。

睡眠环境

在卧室里最好不要放置太多电器，因为大多电器会有辐射，会对人的大脑产生干扰，不利于睡眠。此外，睡眠时别戴着饰品、假牙入睡，不宜把手机等电子产品放在身体附近，否则会影响身体的健康。

春夏宜晚睡早起

古人讲究天人合一，天与人相对应，具体到四季来说，就是人应当遵循春生、夏长、秋收、冬藏的季节规律，具体到睡眠，就是做到春夏晚睡早起，秋季早睡早起，冬季早睡晚起。

春季是一个万物生长的时期，这个时期春寒料峭，乍暖还寒。每天起床后不要急于束发更衣，应散披头发，穿上宽松的衣服，无拘无束地舒缓身体，从而使气血流畅、神情怡然。如此，有助于机体快速适应季节交替的变化，保持身体健康。

到了夏季，日出时间早，日落时间晚，白昼时间长。这个阶段，应该随着太阳升落规律，晚睡早起，保养阳气。早起以顺应自然的生发，晚睡以顺应自然阴气的生长。在夏季，可

在早上5~6点起床，起床后到室外进行适当的体育锻炼。

通常来说，夏季上午11点前气温还不算高，此时人体阳气正是旺盛之时，且精力充沛，故工作效率较高；到了11点至下午3点这段时间，则主要以吃午饭和午休为主，这样就可以避开气温最高的时段，同时使自身阳气得以恢复。到了晚上7~8点时，就该吃晚饭了，晚饭后可散步、沐浴、乘凉等，到晚上10点以后上床睡觉。

不过，春夏晚睡早起并非说睡得越晚越好，起得过早越好。如果过早起床，人体的生物钟还处于休息状态，这时人体的血压、体温、心跳、呼吸等一系列生理功能依然停留在"睡眼惺忪"的状态，就会造成生物钟的紊乱，导致精神不济，白天会没有精神。

另外，起早去锻炼，就会将夜间形成的污浊空气吸到体内。因为绿色植物在夜间进行呼吸作用，排出的是二氧化碳，待到太阳出来后，植物进行光合作用时吸收二氧化碳后，排出氧气，这时的空气对人体才有益，所以太早在户外锻炼对身体是不利的。

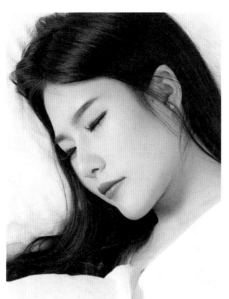

秋季应早睡早起

金秋时节，天气日渐转凉，阳气开始收敛。与此同时，人体的阴精也顺应自然之道，开始敛藏内养五脏，所以此季节要合理安排睡眠。

要早睡早起。秋季早睡，可以通过安逸宁静的氛围来缓和秋天肃杀气候对人体的影响，从而使肺气保持清静，这就是适应秋季养收之道的起居方式。

早睡早起可以使人体阴精随着自然界阴阳的变化而收敛于体内，早起能够顺应阳气的舒展，使肺气得以宣发、肃降。可以说，早睡早起的作息时间非常好地契合了"秋季养收"的养生规律。

此外，早睡还能补充夏季的睡眠不足，从而增强体质。

那么，什么时间才算是早睡早起呢？通常来说，秋季的睡眠时间一般以晚上9~10点睡，早上5~6点起为宜。这样的话，也保证了一天至少8小时的睡眠量。

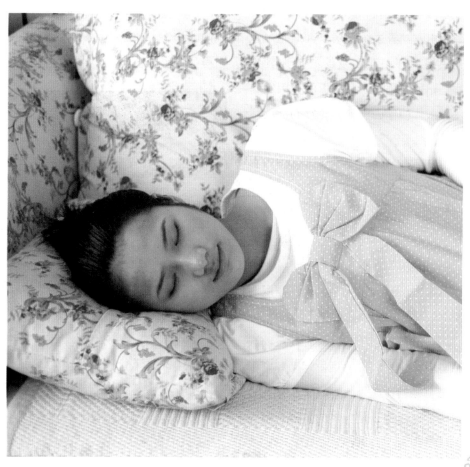

冬季应早睡晚起

冬季是一年中最寒冷的季节，同时也是万物闭藏的时期。《黄帝内经》认为："冬三月，此谓闭藏。水冰地坼，无扰乎阳。早卧晚起，必待日光。"大意是说，冬季是闭藏之时，是生机潜伏、万物蛰藏的时令。冬季的起居作息，不应当扰动阳气。要早睡晚起，日出而作，以保证充足的睡眠时间，因为早睡可养人体阳气，迟起能避免自然界阴寒之气损伤人体阳气。

现代医学研究也证实，冬季早睡晚起可避免低温和冷空气对人体的侵袭而引发呼吸系统疾病，同时也可以避免因严寒刺激诱发的心脑血管疾病。充足的睡眠还有利于保养阳气，促进人体的体力恢复和免疫功能的增强，有助于预防疾病。

但是，冬季睡眠需要注意一些事情，如冬季睡觉时应少穿衣。有的人因冬季气温低怕冷，故睡觉时总爱多穿些衣服。其实，这样做对健康是非常不利的。

现代医学研究发现，人在睡眠时中枢神经系统的活动会减慢，大脑、肌肉会进入休息状态，心脏的跳动次数也会减少，肌肉的反射运动和紧张度也会减弱，如果此时脱衣而眠，可很快消除疲劳，使身体的各器官得到很好的休息。由于人体皮肤能分泌和散发出一些化学物质，此时如果穿衣而睡，就可能会影响皮肤的正常"呼吸"，而衣服对肌肤的压迫和摩擦也会影响血液的正常循环，进而导致体表热量减少，即使盖上厚被子，也会感到寒冷。鉴于此，在寒冷的冬天尽量不要穿厚衣服睡觉，以保证身体的舒适、健康。

此外，如果能在睡觉前用热水泡泡脚，按摩按摩脚底，不仅可以保证睡眠的质量，还可以起到很好的养肾固阳的作用。如能长期坚持，就可以取得祛病健身、延年益寿的效果。

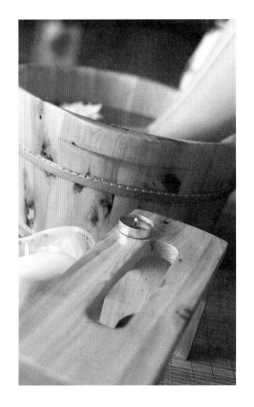

午时小憩，保养阳气

"阳气尽则卧，阴气尽则寐。"古代养生家认为，睡"子午觉"对健康有益。所谓子午觉，就是指子时与午时都应该睡觉，其具体睡眠原则就是在子时大睡，在午时小憩。在我国传统的哲学理论中，眠与醒是阴阳交替的结果。阴气盛，人当入眠；阳气旺，人当醒来。

"子时不睡耗其阴，午时不睡伤其阳。"也就是说，如果子时不睡觉就会耗伤阴气，午时不睡觉就会耗伤阳气。睡子午觉可以滋养阴阳之气。

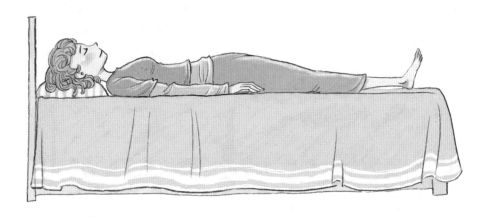

午睡的时间

午时是指中午11时到下午1时，此时阳气最盛，阴气最弱。为了不使阳气外泄，此时应稍微休息一下。

通常来说，午睡时间以15分钟到30分钟为宜，但最长不宜超过1小时。如果午睡时间太短，虽可在一定程度上缓解身体疲劳，但效果并不明显，这样会导致下午的精神仍然不佳；如果午睡时间太长，既浪费时间，又会使大脑昏昏沉沉，那样的话，午睡就没有任何意义了。当然，每个人的体质不一样，午睡的具体时间因人而异，可根据个体差异和晚间睡眠时间的长短灵活掌握。

午睡的作用

1. 缓解疲劳：身体在上午工作之后，已经处于比较疲劳的阶段，这时稍稍午睡，可以在一定程度上消除疲劳。

2. 有利于大脑休息：午睡既可以缓解身体的疲劳，也可以消除大脑的疲劳，使下午的工作精力更充沛。尤其是对于处于大脑发育期的少年儿童，午睡不仅可以消除大脑疲劳，还有利于大脑更好地发育。

3. 对晚上睡眠不足的补充：如果晚上睡眠不好或时间不足，会影响到白天的工作和学习。而午睡可以弥补晚上的睡眠不足。

1. 午饭忌吃得过饱，否则很难进入午睡状态。

2. 饭后应稍休息一会儿再睡，以免影响食物的消化。午饭后可静坐、闭目、调息，轻轻揉摩脘腹，以促进消化，最好等胃部饱胀感消除后再睡。

3. 午睡时不宜俯卧，更不宜趴在桌上午休。因为趴在桌上睡觉会使许多组织器官受到压迫，这对身体健康非常不利。

4. 午睡时腹部要盖上毛巾被，以免着凉；另外，午睡时也应避开穿堂风。

5. 有些人不宜午睡，例如血压低的人不宜午睡，血液循环存在严重障碍的人以及体重超标20%的高龄老人也不宜午睡。

有些人由于种种原因，如工作忙、缺乏午睡场所等原因而无法午睡，遇到这种情况，就可以采用午睡的替代方式，那就是我们常说的"打盹"。当然，打盹的效果肯定差于午睡，但毕竟这也可以让大脑和身体稍作歇息，对身体还是有好处的。

减少夜生活

古人说，"日出而作，日落而息"，但现如今的很多人已经违背了这一自然规律。随着生活节奏的加快，很多人由于工作、学习、生活等原因，往往不能按时入睡。长此以往，就会损伤阴血，损害阳气，让身体阴阳失衡、肾精耗损，让人处于亚健康状态，这对健康的危害是很大的。

中医讲究"三分治，七分养"，所谓七分养，就是顺应自然的规律，做到"饮食有节，起居有常，不妄作劳"。科学实践已经表明，充足的睡眠不仅能消除疲劳，还能滋养脏腑，保证身心安康。战国时名医文挚对齐威王说："我的养生之道是把睡眠放在头等位置，人和动物只有睡眠才能生长，睡眠帮助脾胃消化食物，所以睡眠是养生的第一大补，人一个晚上不睡觉，其损失即使睡一百天也难以恢复。"可见，晚间的睡眠对身体是何等的重要。

晚上11点到次日凌晨1点的子时是最佳的睡眠时间，如果子时不睡，就容易损伤肾气，耗损肾精。对此，《黄帝内经·素问·生气通天论》指出："阳气者，一日而主外，平旦阳气生，日中而阳气隆，日西而阳气已虚，气门乃拒。是故暮而收拒，无扰筋骨，无见雾露，反此之时，形乃困薄。"就是说子时后阳气消散，这个时段不睡觉会损阳气，伤气血，导致健康受损。

其实，肾就如身体的一盏灯，而肾精就如这盏油灯的灯油。到了晚上睡觉时间而不睡，就会损耗身体的"灯油"，灯油损耗越多，灯光就会越来越弱，甚至会熄灭。换言之，肾精损耗越多，身体就越枯槁，人就会越来越衰老，甚至疾病丛生。

所以，到了该睡觉时，就一定要遵循自然规律，按时睡觉，晚上睡觉最迟别晚于11点，这个时间开始入睡对身体是最为有益的，这时阴气最盛，阳气衰弱，此时入睡可养阳气。

如果晚上11点之前入睡，则12点到凌晨3点间就可进入深度睡眠，这三个小时的睡眠就可以将人体白天的劳累彻底修复过来。现代医学研究也表明，如果到凌晨3点还没进入深度睡眠状态，则人的免疫功能会下降。但很多人不懂这个道理，对他们而言，晚上12点到凌晨3点正是他们的夜生活时间，大玩特玩，大吃大喝，长此以往下去，身体不出问题才怪！

对于不得不熬夜的人来说，为了相对减轻不能按时入睡带来的损害，就应该在完成手头事情后马上睡觉，或者中午多睡一会儿，以此适当减轻不能按时入睡给身体带来的损害。

那么，如果因为不能按时入睡或熬夜导致阳气不足、肾精耗损，该怎么办呢？这种情况下，对于阳气不足者可食用性质温热的食物，因为温热的食物可固护阳气，温阳散寒，此类食物有黑豆、南瓜、韭菜、牛肉、羊肉、鸡肉、虾、海参、桂圆、大枣、栗子、核桃、生姜、花椒等；对于肾精耗损者来说，可以选用具有补精作用的中药做成药膳食用，常用的中药有熟地黄、枸杞子、当归、菟丝子等。

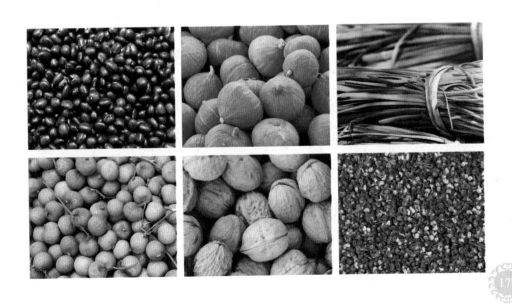

情志豁达，养肾要调心

"是以圣人为无为之事，乐恬惔之能，从欲快志于虚无之守，故寿命无穷，与天地终，此圣人之治身也。"

——《黄帝内经·素问·阴阳应象大论》

《黄帝内经·素问·上古天真论》说："恬淡虚无，真气从之，精神内守，病安从来。"意即每个人都有七情六欲，如果能够做到恬淡虚无，不以物喜，不以己悲，就不会生病。但若控制不好情绪，导致情绪太过，则会影响身体各脏腑器官的正常运行，久而久之，就会损身患病。换言之，现代人的很多病症都和心情有关，故养肾不可忘记调心。

恬淡虚无，清心寡欲

所谓"恬淡虚无，清心寡欲"，就是指保持心态平和，没有不切实际的欲望。试想一下，当你的心中有所牵挂时，心里不就"有物"了吗？而当你的心中无物时，你当然就不会胡思乱想了，这时疾病怎么会来呢？

古代养生家认为，"静者寿，躁者夭""心乱则百病生，心静则百病息"。人如果能保持内心宁静，思想纯净，不急、不浮、不躁、不烦，精与神俱守于体内，阳气就会充足，机体的抗病能力就会增强，免疫力自然也会提高，这时疾病就很难侵袭身体了。

中医学认为，清心寡欲，心情平静，气血就可以正常运行，维持人体正常的生命活动。反之，如果七情过激，情绪异常，贪念顿生，则容易导致气血逆乱，发生疾病。

其实，只要懂得满足，做到知足常乐，就能保持一种清心寡欲、恬淡虚无的心境，不会被世间的金钱、名利、权位等操纵，不会为身外之物的得失而大喜大悲。

积极乐观，拒绝负能量

七情过激会伤身伤肾，为什么这么说呢？

《黄帝内经》认为，"内无思想之患，以恬愉为务，以自得为功，形体不敝，精神不散，亦可以百岁"。大意是说，凡事积极乐观对待，精神不会外泄，身体不受影响，如此可以延年益寿活到天年。

每一个人或多或少都会遇到不如意之事，有的人会积极乐观地面对这些不如意之事，有的人则会心情消沉，怨天尤人，充满负能量，其结果就是积极乐观者"毫发未损"，而心情消沉者则可能会心情抑郁，甚至郁积成病。可见，情志对人的健康有着非常大的影响。

《黄帝内经》中也解释说："喜则气和志达，荣卫通利"，就是说乐观和气血运行有着较为密切的关系。积极乐观的精神状态可以让人体的营卫之气运行正常，并能调和气血，使生机更加旺盛，最终达到身心健康的目的。

对于每个人来说，要想保证肾气不衰，健康长寿，就要保持积极乐观的情绪，不要被消沉、埋怨、嫉妒等负能量所左右，应该热爱生活，充满信心，积极参加力所能及的工作和社会活动，使机体时时处在良好的精神状态下。如此就可以使身体处在良性循环之下，健康自然没有问题。

一旦陷入消沉的心境，则要尽力远离负能量环境，重新调节心境，重新乐观起来。调整心态的方法有很多，除了静坐养神等运动外，还可以听激扬、豪迈的音乐，多与他人交流，学习修身养性的传统文化等。

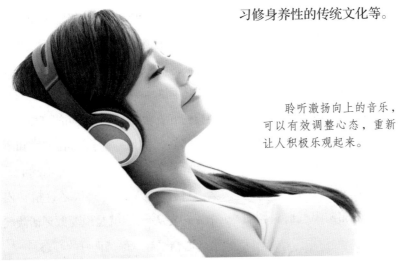

聆听激扬向上的音乐，可以有效调整心态，重新让人积极乐观起来。

心平气和少动怒

当今社会，谁也不可能一帆风顺，事事如意。只有让自己心平气和少动怒，这样才能处理好事情，也才能不伤身体。《黄帝内经》说："余知百病生于气也，怒则气上，喜则气缓，悲则气消，恐则气下，寒则气收，炅则气泄，惊则气乱，劳则气耗，思则气结。"这句话告诉我们，一切疾病皆源于气机失调，而怒则是导致气机紊乱的最主要原因之一。所以，要想保证身体健康，就应该做到心平气和少动怒。

古人谈到生气，用了一个非常形象的词，叫"怒发冲冠"。在日常生活中，也经常听到有人在生气时说："气得我肝疼。"为什么是肝疼而不是其他的脏器？中医指出，"肝主疏泄"，肝脏有调畅人体情绪的作用，它在情绪方面对应的就是怒。大怒最先伤害的就是肝脏，而五脏之间是互相关联的，一脏伤，五脏俱伤，尤其是肝藏血，肾藏精，精血是互相化生的。所以要想养好肾，保护好肝也是至关重要的。

其实，只要七情适度，一般不会使人出现疾病。但是突然的、强烈的或持久的不正常的情志改变，一旦超过了人体能承受的正常范围，就会使人体气机紊乱、脏腑阴阳气血失调而导致疾病的发生。

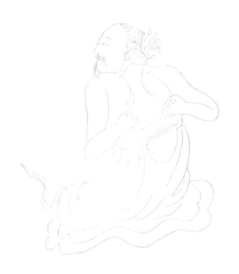

在日常生活中，应做到当喜则喜、当怒则怒，但是不可过度。适当的喜可"荣卫通利"，消除因忧思所致的"气机阳滞"。但若过度狂喜，就会"伤阳"。我们常见有人因大喜若狂，冲昏头脑，酿成悲剧；遇悲伤之事，大哭后心情就会有所舒畅，但若悲伤过度，就会导致脏腑功能紊乱，甚至引发疾病。《黄帝内经》中有"人有五脏化五气，以生喜怒思忧恐""怒则伤肝，喜则伤心，思则伤脾，忧则伤肺，恐则伤肾"等说法。可见，人体五脏失调会引起不同的情绪反应，而情绪失调又会损伤五脏功能而导致疾病的产生。

那么，如何才能做到心平气和不生病呢？《黄帝内经》告诉了我们答案："恬淡虚无，真气从之，精神内守，病安从来。"就是说要做到恬淡虚无，心情平静，保持良好的心态。

恐伤肾，用思考战胜恐惧

恐是人体正常的一种反应，是人们对事物惧怕的一种精神状态，只要不超过限度，恐惧感不会对人体造成伤害。但是，如果恐惧感过于强烈，或是持续时间过长，则会损伤肾气。这是为什么呢？

肾在志为恐，也就是说，长期感到恐惧或突然受到意外惊恐，都会导致肾气受损。《黄帝内经·素问·举痛论》中说："恐则气下……惊则气乱。"大意是说，惊恐会让人体气机紊乱而下陷，例如人们在受到恐吓时，有时会出现大小便失禁、夜不能寐等症状。

另外，心为君主之官，故惊恐还会伤及心，导致心悸、精神错乱、惊厥等症状的出现，严重的话还会因惊恐过度而丧失生命。

那么，遇到惊恐时该如何调理呢？ 中医理论认为，恐是肾之志，思是脾之志，而按照五行理论，脾属土，肾属水，土克水。所以，一旦因为恐惧伤了肾，导致当事人无法从惊恐中解脱出来的话，那就可以通过使当事人加深对某人思念的方法来克制其惊恐感。

关于这种方法的实效，有一个故事可以说明。某地的一位老人在路过一处坟地时，被坟地里的一只野狗吓了一跳。从那以后，老人总是噩梦不断，夜不能寐。家人不知何故，所以请来一位老中医给诊治。老中医看后，了解了发生此事的具体情况后，就让家人把这个老人最疼爱的小儿子送到远方亲戚家住几天。家人听后，虽不解其意，但还是同意了老中医的做法。果不其然，没过几天，老人的病情竟然奇迹般地好转了。为此，家人专门询问老中医其中缘由。老中医说这种方法叫以情胜情法，老人当初是因恐惧而伤了肾，故老中医决定用思念的情绪来转移恐惧的念头，果然取得效果。

如果遇到某些事导致我们过于恐惧时，就可以通过思考、思念等方式，以"恐伤肾，思胜恐"之法解恐惧之心。

于细微处收养肾功效

养生之道，涉及日常生活的众多细节，如吃、喝、拉、撒、睡，行、动、坐、卧、走等。同样，养肾也在于对细节的把握。细节决定着养肾的成败。平时要注意养肾细节，养好肾，健好身，远离疾病。

每天晒太阳补阳气

太阳是人体阳气直接的来源，而且身体能否抵御外界邪气的侵袭，以及各种脏腑功能是否能正常运行等，都以充足的阳气为基础。

阳光可以产生热能，热能会被人体皮肤吸收，然后通过遍布全身的大小血管网传送到四肢百骸，而身体也会将多余的热能储存于体内备用。机体如果热能不足，血液的流动就会变缓，久而久之，就会形成血瘀状态，引发多种疾病。所以，不管工作有多忙，都应该到外面去晒晒太阳，何况这也不会耗费太多时间。

那么，什么时候最适宜出去晒太阳呢？通常来说，如果在冬天里的话，正午的太阳是最好的。冬天是闭藏的季节，阳气收藏，阴气最重，可以通过吸收正午的阳光来调和体内的阴阳。如果是夏天的话，由于阳光较强，应尽量选在上午9点前外出晒太阳。

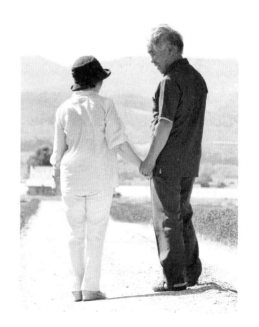

对于阳气不足者来说，每天可以晒三次太阳。

第一次，太阳刚升起来时，面向东方，做深呼吸，让阳气从口鼻以及皮肤上的毛孔进入身体。

第二次，正午日头当顶时，可在庭院里或室外做深呼吸，让阳气从口鼻以及头顶的百会穴进入身体。

第三次，傍晚日落之前，到户外，面对夕阳做深呼吸，让阳气进入身体。

在天气炎热的夏季，有些人在室内待一段时间后，就会感觉到后背阴凉。其实，这是身体长期暴露在空调下损伤体内阳气的结果。身体阳气不足，空调的阴气自然就会从背部进入，占据阳气的空间，从而感觉到后背阴凉。这时如果出去晒晒太阳，让充足的阳气夺回根据地，那么背部的阴凉感很快就会消失。

晒太阳虽然简单，但需注意以下事项。

1 晒太阳重在晒背。每天让阳光直射背部，全身上下都会很舒服。古人认为前胸为阴，后背为阳。故晒后背就是养阳之道。

2 只要天气允许，光线不是太强烈，可以经常到户外接受阳光的照射，尽情地感受太阳的抚爱。夏天的话，衣服不要遮掩得太严，可以让皮肤暴露在阳光下，充分享受阳光浴。

3 晒太阳时最好不要戴帽子。人的头顶有一个百会穴，它位于头顶正中线与两耳尖连线的交点处。通过百会穴，能够更好地吸收阳气，达到调养人体阳气的目的。

4 在晒太阳的同时，还可以握拳轻轻叩击肾部。这既可以养阳，又可以达到强肾的目的。

晒太阳补阳气，是一种养阳方式，应成为一种生活习惯。人体阳气充足了，我们的身体自然就会变得结实有力，一切病邪自然也就无法侵袭身体了。

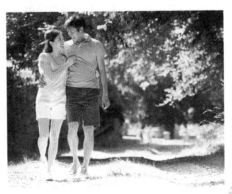

知寒知暖，躲避邪风

古代养生家非常重视生活起居，其中对风寒冷暖的关注尤其高。对此，《医学心悟·保生四要》中这样说：人体之中，有荣、卫二气保证身体正常运行。但寒冷会损伤荣气，疾风会侵袭卫气。风寒会导致各种病症产生，其中当属"风"最为严重……一年四季都要多加注意，要知寒知暖，躲避邪风，以此蕴藏精气，保护身体。

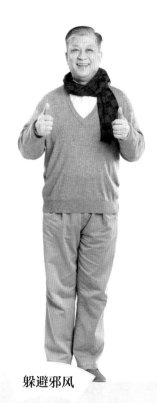

知寒知暖

《黄帝内经·灵枢·师传》中这样论述道："食饮衣服，亦欲适寒温。寒无凄怆，暑无出汗。"就是说吃饭穿衣，都应该注意冷暖寒暑，要做到天冷时要多加衣服不要着凉。天热时，要少穿，不要热得出汗。

衣服对人体健康有着非常重要的影响，它调节着人体的冷暖。穿衣宜宽不宜紧，内衣应穿质地柔软、吸水性好的棉织品，当然，这要根据不同年龄、性别和节气变化来选择，最终目标就是做到保护身体不受寒冷侵袭。具体而言，可以按照俗语所说的"春捂秋冻"法进行，即春季乍暖还寒时不要急于减衣，秋季乍寒还暖时不要忙着加衣，如此便可做到知寒知暖护好身体。

躲避邪风

《黄帝内经》里说"风者，百病之长也"，又说"风者，百病之始也"。就是说，许多疾病的发生，常与风邪有关。受"风邪"的侵害较轻者易患伤风感冒，重者则可能引发关节疼痛、肢体不利、中风等病症。疾病一生，自然会损伤肾气。

无论何种邪风邪气入侵身体，都会扰乱脏腑气血的正常运行，因此，在生活中一定要尽量避开邪风。《黄帝内经·素问·上古天真论》说："虚邪贼风，避之有时。"就是说，应根据不同的时节规避邪风，以免伤害身体。

其实，只要知寒知暖，穿衣适度，基本可保证人体免受风寒的侵袭，远离疾病。

忙里偷闲泡泡脚

俗话说："睡前烫烫脚，赛过吃补药。"足部是足三阴经和足三阳经的起止点，且与全身脏腑经络有着不可分割的关系，用热水泡脚可以刺激足部经穴，调节脏腑功能，增强体质。泡脚可以刺激足部的涌泉穴，而涌泉穴是肾经大穴，经常刺激具有补肾养肾的功效。

泡脚的功效有目共睹，最好一年四季每天都坚持泡脚。对于四季泡脚的功效，古人这样说："春天泡脚，升阳固脱；夏天泡脚，暑湿可去；秋天泡脚，肺润肠濡；冬天泡脚，丹田温灼。"可见，不同季节泡脚的功效是不同的，但共同之处就是对身体的确有养生健体之功。

宋代大诗人陆游就有临睡前泡脚的习惯。据记载，陆游习惯晚上读书写作，经常到了半夜才上床睡觉，但睡前必泡脚。他认为泡脚是人生的一大乐事，就此他还写有一首《洗脚诗》，诗中写道："洗脚上床真一快，稚孙渐长解烧汤。"

泡脚时，脚部的太冲穴受到温热的刺激后，就能起到护肝的作用；如果刺激脚底的大肠反射区，还有通便的效果。另外，像教师、护士等经常站立工作的人，极易患下肢静脉曲张，每天坚持用热水泡脚，能促进腿部血液的循环，使腿部静脉血及时回流，防止下肢静脉曲张。

每天坚持泡脚，可以舒经活血，增强体质。

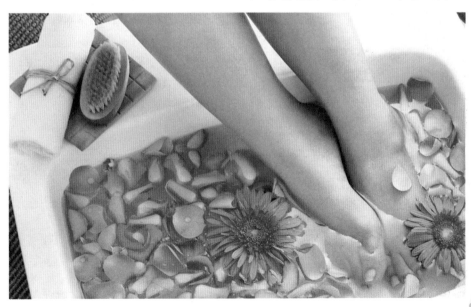

要想通过泡脚达到养生的效果，还需要掌握一定的泡脚方法和注意事项。

泡脚应选用深些、大些的木桶

一般来说，泡脚不宜选用铁质的盆或桶，而宜选用深些、大些的木桶。这样不仅保温性能好，而且还可以让双脚舒服地平放进去。

泡脚时间最好选在临睡前，时间以 15~20 分钟为宜

泡脚的水温以 40~42℃为宜，水量最低限度应淹没脚面，最高不超过膝盖，然后在浸泡过程中多次适当添水，以保持和逐渐提升水温；在泡脚时间上，不宜过短也不宜过长，最好不要超过半小时，一般以 15~20 分钟为佳。

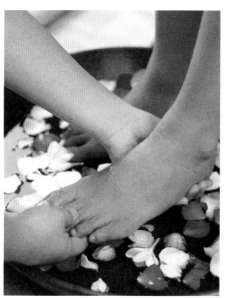

饭后半小时不宜泡脚

吃完饭后，人体内大部分血液都流向消化道，如果饭后立即用热水泡脚，则本该流向消化系统的血液转而流向下肢，日久会影响消化吸收而导致营养缺乏。最好吃完饭过 1 小时后再泡脚。

另外，最好不要在泡脚的水中随便加东西，能坚持长年用温水泡脚已经是非常好的保健方法了，不要总想往里面加各种中药。如果不适合身体的状况，反而会适得其反，如果一定要加，那应该先咨询中医，按照中医的指导来添加中药。如果在泡脚的热水里加入鹅卵石，烫脚的同时用鹅卵石磨磨脚，能起到类似于针灸的效果，可以更好地促进睡眠。

对于糖尿病、心脑血管疾病等患者以及体质虚弱者和老年人来说，泡脚时间可适当缩短，以 15 分钟为宜；同时还要注意控制好水温，千万不要高了，因为水温过高会导致双脚血管过度扩张，使血液更多地流向下肢，这样可能会引起心、脑、肾等重要器官供血不足而导致头昏。

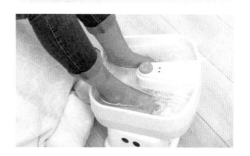

不醉酒，不饮浓茶

酒与茶是人们生活中的必需品，用之得当，有利于健康。但是，任何东西都是有利有弊的，过犹不及，凡事要讲个度。

酒

俗语说，无酒不成宴，逢宴必有酒。虽然人们大多知道长期大量喝酒对身体不好，但喜爱饮酒者依然众多。饮酒又分为不同程度的饮酒，有的只是小酌，有的则是畅饮，有的则是不醉不罢休。

大量喝酒对人体的伤害是多方面的，尤其是空腹喝酒和醉酒。喝酒首先会直接损伤肝功能，肝脏损伤后，身体解毒能力下降，免疫力也会随之下降，由此就会导致一系列的疾病接踵而来。而且，肝脏一旦损伤，肾脏也会受到牵连。肝藏血，肾藏精，精与血相互滋生，肾精足则肝血得到滋养，肝血足则肾精得到充盈。一旦肝受损，肾精就得不到充盈；而肾受损，肝血就得不到滋养。如此一来，肝肾俱损。

酒能伤肝，这是尽人皆知的。如果因为某些原因不得不喝酒，则最好在喝酒前吃点东西，最好是高能量、高蛋白食物，例如鸡蛋、牛奶、豆浆以及饼干、糕点等，以减低酒精对身体的伤害。

茶

日常生活中，很多人认为喝浓茶能解酒。其实，这种看法是片面的。研究表明，如果酒后马上饮浓茶，浓茶中的茶碱会迅速通过肾脏，产生利尿作用，进而促使尚未氧化的乙醛过早地进入肾脏，而乙醛对肾脏具有非常强烈的刺激性，会损害肾功能。

其实，不仅是酒后饮浓茶不利于身体健康，就是平时长期饮用浓茶也对身体健康不利。许多人有饭后饮浓茶的习惯，认为饭后饮用浓茶可以解油腻。这种看法是错误的，饭后饮浓茶会冲淡胃液，影响消化，长此以往，可能会导致胃病。

另外，临睡前也不宜饮用浓茶。因为茶叶中所含的咖啡因可兴奋中枢神经，睡前喝浓茶会使精神处于亢奋状态，使人长时间难以入睡。对于喜欢喝浓茶者来说，每天只要喝一两杯中等浓度的茶就可以了。需要注意的是，有些人群是不适宜饮茶的，例如儿童、孕妇、产妇以及便秘者。

总的看来，日常生活中不要长期过量喝浓茶，否则会损害身体。

多饮水，清除肾脏垃圾

对于人体而言，水和氧气是维持生命活动最为重要的物质。人体的各种生理活动都离不开水的参与，例如消化、吸收、输送、合成、分解、排泄等过程。

津液是机体正常运行的基础物质之一，而水是津液的重要组成部分。津液来源于水谷，经过胃的消化，由脾转输，上达于肺，经肺之后，通过肾与膀胱的蒸化和排泄等一系列气化作用，布散于周身以养五脏六腑、四肢百骸，其中的废物，则变成尿液排出体外。换言之，如果没有水，那就没有津液、血液，可见水的重要性。

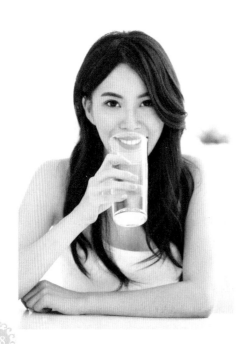

现代医学也证实，肾脏的基本功能就是生成尿液，借以清除体内每天新陈代谢产生的废物和有害物质，进而调节机体水、电解质和酸碱平衡，保持生命活动的正常进行。

一旦肾功能受损，那么机体产生的垃圾就不能及时排出体外，长期累积起来，对身体的危害是非常大的。如果想要清除这些毒素，最好的办法便是饮水。当人体饮水后，经过身体一系列运化，饮用的水会成为血液的一部分，它可以清除体内废物，清洗肾脏，从而为肾管排毒，保护肾脏。

需要注意的是，人在发热时，由于机体新陈代谢作用的增强，导致体内废物、有毒物质的数量也会增加，这个时候应当多饮水，以帮助机体将其排泄出去。

那么，喝什么样的水最为健康呢？对此推荐大家采用"养生一日三杯水"的饮水方法，即清晨喝杯蜂蜜水，午休后喝杯淡茶水，睡前喝杯白开水。实践表明，这种饮水方法对身体非常有益。对于老年人和经常便秘者而言，清晨空腹时喝一杯蜂蜜水，可以起到促进排便的作用；午休后如果还觉得困，喝一杯淡茶水能提神、醒脑；而睡前喝少量白开水，则可以补充睡眠中因出汗而丢失的水分。

饮水虽然看似简单，但若喝水方法不对，也是起不到补水作用的。具体来说，饮水需要遵循以下五点。

饮水要适量

成人每天需要摄入 1500~2500 毫升的水分，出汗量大、活动量多和体重较重的人可适量增加饮水量，每天最好按照身体的需要摄入足够的水分，以满足机体新陈代谢的要求。

健身前后要补水

在健身时和健身后，人体都会流失一部分水分，故在健身前和健身后补充水分，有助于保持身体水液平衡。

少量多次

生活中，有些人不喜欢喝水，但喝少了又担心对身体健康不利，于是就用突击喝水的方法，口渴时一次性喝很多。其实这种方法是不科学的，因为每次喝水超过 240 毫升的话，身体就不能吸收，会很快从肾脏排出。所以，建议每次喝水量控制在 100~150 毫升为宜。

温度要适宜

喝水千万不能过于贪凉，否则会伤胃。相比较而言，温开水对身体最为适宜。

餐前喝水

实践表明，边吃饭边喝水会影响消化。而在餐前喝水，既不会伤了胃，又可以达到让胃部有饱胀感，不至于吃太多。

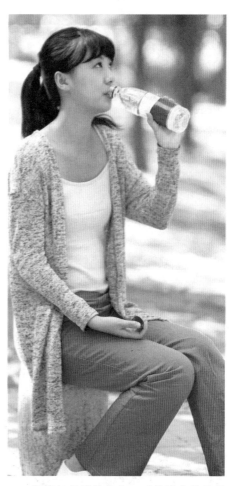

根据气候适量饮水，对促进身体的新陈代谢非常有益。

科学用药，不给肾增加负担

俗话说："是药三分毒。"药物是一把双刃剑，在治疗身体病症的同时，也可能会伤害身体，这中间的利害得失，关键在于用药是否科学。如益母草有活血化瘀、调经消水的作用，但若运用不当，就可能会损害肾功能。无论是西药还是中药，都要科学使用，一定要掌握服药的剂量、方法、禁忌等知识，将药物的"毒"性降到最低。

日常生活中常见的不科学用药方法大致有以下几种：

把药剂分解后服用

有些人在服用片剂药或胶囊时，会将胶囊拆开或将药片研碎，他们认为这样更利于身体吸收。其实，有些片剂药或胶囊属于缓释药，这些药会在肠胃里缓缓释放剂量，从而使药物作用更持久，如果研碎或拆开，就无法达到缓慢释放药效的作用，甚至还会导致服药浓度过高。尤其是儿童和老人更不能以这种方法用药，否则对身体的伤害较大。

服中药时擅自加糖

中药通常都很苦，有些人服用时会加少许糖。但中药加糖很有讲究，温性药可加红糖，凉性药可加白糖，如果加反了，就会降低药物的效用。另外，中药的成分较为复杂，可能与糖中的铁、钙等发生反应而影响疗效。鉴于此，服用中药时是否加糖，最好先询问一下医生。

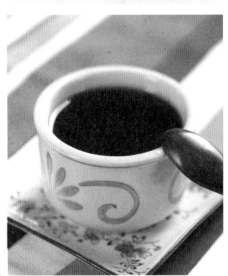

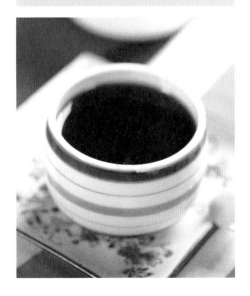

用药时间没有规律

有些人对药物服用的时间不是太在意，认为早服或晚服不会影响药效。事实上，规定服药的时间，是为了维持药物在体内的有效浓度，如果不能在规定时间内服药，就会影响药物的疗效。

用药剂量过小或用药剂量过大

用药剂量过大，会对身体产生危害；用药剂量过小，则会导致药物无法起效。用药剂量的多少最好按照医生的嘱咐或药物使用说明而定。

服药时不喝水

有些人在服用胶囊类药物时不喝水，直接吞下，这种方法是不对的，极易导致药品黏附于食管壁，甚至造成食管损伤。故医生们建议，口服药一般要用温水送服，这样有助于药物的溶化、稀释和吸收。

需要注意的是，某些药物若使用不当，极易引起肾脏损伤，可参见第53页的介绍，故肾病患者要尽量避免使用。此外，老年人与儿童也应慎用这些药物，如果不得不用，应严格遵医嘱，必要时可在用药期间定期验尿，以检查肾功能，发现异常应及时停药。

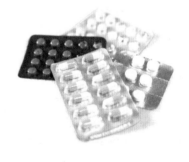

图书在版编目（CIP）数据

《黄帝内经》养命先养肾：有声版 / 杨秀岩主编
. —北京：中国轻工业出版社，2024.6
ISBN 978-7-5184-4916-3

Ⅰ.①黄⋯ Ⅱ.①杨⋯ Ⅲ.①《内经》—补肾 Ⅳ.
①R221 ②R256.5

中国国家版本馆CIP数据核字（2024）第067417号

责任编辑：卢　晶　　责任终审：高惠京　　　整体设计：逗号张文化
策划编辑：张　弘　　责任校对：朱　慧　朱燕春　　责任监印：张京华

出版发行：中国轻工业出版社（北京鲁谷东街 5 号，邮编：100040）
印　　刷：北京博海升彩色印刷有限公司
经　　销：各地新华书店
版　　次：2024 年 6 月第 1 版第 1 次印刷
开　　本：710×1000　1/16　印张：12
字　　数：250 千字
书　　号：ISBN 978-7-5184-4916-3　定价：59.80 元
邮购电话：010-85119873
发行电话：010-85119832　010-85119912
网　　址：http://www.chlip.com.cn
Email：club@chlip.com.cn